W0257932

Haftpflichtfälle aus der ärztlichen Praxis in juristischer

Beleuchtung. Von Dr. med. **A. Hübner**, a. o. Professor für Chirurgie, Berlin, und Dr. jur. **O. Warneyer**, Reichsgerichtsrat a. D., Leipzig. IV, 203 Seiten. 1939.

RM 9.60, Ganzleinen RM 10.80

Die Verfasser verfolgen mit dem Buch den doppelten Zweck: einmal den Arzt vor Gefahrenquellen zu warnen und dann den Organen der Rechtsprechung und Verwaltungsbehörden einen Einblick in die Grundsätze der praktischen Heilkunde zu vermitteln. Die Sammlung eines großen Materials von Haftpflichtfällen, die gegen Ärzte gerichtet waren, hat den Anlaß zu dieser Veröffentlichung gegeben. An Hand dieses Materials werden nicht nur allgemein die ärztliche Haftpflicht betreffenden Fragen besprochen, sondern auch die Diagnostik, die Betäubungsverfahren, die allgemeine Behandlung, die Operationen, die physikalische Behandlung, die Apparate, die Verbände, besondere Erkrankungs- und Verletzungsformen an Hand von Beispielen erörtert, und schließlich wird über die Haftpflicht des Arztes für sich und seine Hilfspersonen, die Haftpflicht des Staates, der Gemeinden und der öffentlichen Krankenhäuser, über die Verjährung und ärztliche Honoraransprüche aufgeklärt... Das Buch, das aus der Praxis heraus entstanden ist und für die einzelnen Fragen instruktive Beispiele gibt, wird den Ärzten in der immer schwieriger werdenden Haftpflichtfrage ein sehr guter und unentbehrlicher Ratgeber sein. Heilkunde und Rechtsprechung haben eben außerordentlich enge Beziehungen. Die Bearbeitung des Gebietes der ärztlichen Haftpflicht unter Zugrundelegung einer großen Anzahl praktischer Fälle durch gemeinsame Mitwirkung von Arzt und Jurist scheint mir außerordentlich glücklich und dürfte dem Buch weitgehendste Verbreitung sichern.   *„Klinische Wochenschrift"*

Arzt und Private Krankenversicherung. Wesen, Ge-

schichte und Bedeutung der deutschen privaten Krankenversicherung, insbesondere unter dem Gesichtspunkt ihrer Beziehungen zum Arzt. Von Dr. med. **Hans Göbbels**, Hamburg. IX, 298 Seiten. 1940.   RM 13.50, Ganzleinen RM 15.—

Krankenversicherung (Zweites Buch der RVO.) (Reichsversiche-

rungsordnung mit Anmerkungen, herausgegeben von Mitgliedern des Reichsversicherungsamts, 2. Band). Dritte, neubearbeitete Auflage. VIII, 426 Seiten. 1939.

Ganzleinen RM 16.50

Rechts- und Merkbuch für die Krankenhaus-

forderungen. Von **Georg Langer**, Landgerichtsdirektor i. R., Breslau.

IV, 214 Seiten. 1938.   RM 7.80, Ganzleinen RM 8.60

Taschenbuch des Vertrauensarztes. Von Dr. **Th. Vater-**

nahm. Zweite, erweiterte Auflage. X, 178 Seiten. 1940.   RM 5.40

SPRINGER-VERLAG BERLIN HEIDELBERG GMBH

ively

HEFTE ZUR UNFALLHEILKUNDE

BEIHEFTE ZUR „MONATSSCHRIFT FÜR UNFALLHEILKUNDE
UND VERSICHERUNGSMEDIZIN"

HERAUSGEGEBEN VON PROF. DR. A. HÜBNER, BERLIN

HEFT 36

DAS DISTALE RADIO-ULNARGELENK

SEINE BEDEUTUNG IN DER UNFALLMEDIZIN

KLINISCHE, RÖNTGENOLOGISCHE UND
PATHO-ANATOMISCHE STUDIE

VON

DR. MED. FRITZ LANG

STELLVERTRETENDER OBERARZT
DER SCHWEIZ. UNFALLVERSICHERUNGSANSTALT, LUZERN
PRIVAT-DOZENT FÜR UNFALLMEDIZIN
AN DER UNIVERSITÄT ZÜRICH

MIT 101 TEXTABBILDUNGEN

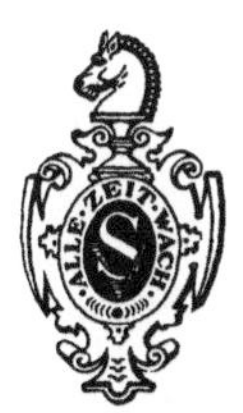

SPRINGER-VERLAG BERLIN HEIDELBERG GMBH 1942

ISBN 978-3-662-38901-0
DOI 10.1007/978-3-662-39834-0

ISBN 978-3-662-39834-0 (eBook)

Inhaltsübersicht.

(Aus der medizinischen Abteilung der Schweizerischen Unfallversicherungsanstalt
Luzern. — Oberarzt Prof. Dr. *F. Zollinger*.)

1. Einleitung.

Bei der Untersuchung von frischen Verletzungen im Bereiche
des Handgelenkes und des Vorderarmes sowie bei Rentenrevisionen
von mehr oder weniger weit zurückliegenden, alten traumatischen
Schädigungen in diesem Gebiete, sind uns wiederholt Beschwerden
und Veränderungen aufgefallen, die nicht ohne weiteres zu erklären waren. Wir beobachteten lang andauernde Schmerzhaftigkeit oder Funktionsstörungen am Handgelenk nach schein-
bar gut geheilten Radiusfrakturen, nach einfachen Verstauchungen,
Zerrungen und Quetschungen, nach Läsionen am Vorderarm, entfernt vom Handgelenk. Eine nicht geringe Anzahl solcher Fälle
segelte unter der Flagge „Aggravation".

Auf eine Anregung meines Chefs, Prof. *Zollinger*, Oberarzt
der Suva, unterzogen wir in einer größeren Zahl von Fällen die
distale Verbindung zwischen Elle und Speiche einem systematischen Studium. Die Bedeutung des distalen Radioulnargelenkes
wird im Schrifttum zwar mancherorts gewürdigt, vor allem erwähnen aber erfahrene Unfallchirurgen, daß seiner Wichtigkeit
zu wenig Beachtung geschenkt werde. Unter andern führt *Matti*
in seinem Lehrbuch der Knochenbrüche darüber wörtlich an:
„Viel zu wenig Berücksichtigung erfährt die Tatsache, daß die
Stauchung bei Radiusbrüchen sehr häufig zu intensiver Quetschung
des dreieckigen Gelenkknorpels — Discus articularis — zu Fissuren
und Abreißungen im Radioulnargelenk ... führt." Diese Ausführungen werden durch unser großes Krankengut restlos bestätigt.

Wir möchten deshalb in der vorliegenden Arbeit versuchen,
die Bedeutung des distalen Radioulnargelenkes und
des Discus triangularis für die Unfallmedizin darzustellen.
Eine monographische Arbeit liegt bisher noch nicht vor. Vor
allem fehlen unseres Wissens eingehende pathologisch-anatomische
Untersuchungen. Dies deswegen, weil es schwierig ist, eine ge-
nügende Zahl von menschlichen Handgelenken zur anatomischen
Untersuchung zu erhalten. In seiner umfassenden Bearbeitung
der verschiedenen Menisken des menschlichen Körpers mußte
Niessen aus diesen Gründen auf den Dreieckknorpel im Handgelenk
verzichten. Wir sind deshalb Herrn Prof. *von Meyenburg* (Pathol.

1*

Institut der Universität Zürich) und Frl. Dr. *Kloß* (Pathol. Abteilung des Kantonspitales Luzern) für ihr bereitwilliges Entgegenkommen zu besonderem Dank verpflichtet. Beide Institute haben uns im Rahmen des Möglichen Leichenpräparate verschafft.

Unsere Untersuchungen fußen auf einer sehr großen Zahl persönlicher Beobachtungen an Unfallverletzten, auf dem Aktengut der Schweizerischen Unfallversicherungsanstalt (Suva) und auf 19 Präparaten von Handgelenken, die wahllos an Leichen, wo dies möglich war, herausgeschnitten wurden. Diese relativ kleine Zahl erklärt sich aus den erwähnten verständlichen Gründen. Immerhin ist zu bemerken, daß trotzdem in diesen Präparaten neben verschiedenen Altersstufen mannigfaltige, zum Teil durch Verletzungen bedingte Veränderungen zur Beobachtung gelangten.

2. Die normale Anatomie und Physiologie des distalen Radioulnargelenkes. Die Bedeutung des Dreieckknorpels.

Die anatomischen Lehrbücher und Atlanten (*Braus, Fick, Gegenbauer, Lanz* und *Wachsmuth, Rauber-Kopsch, Spalteholz, Strasser* u. a.) geben eingehende Schilderungen dieses Gelenkes und seines Mechanismus, so daß wir verzichten können, in alle Einzelheiten einzugehen. Die Erfahrung zeigt aber, daß vielfach die Vorstellung über die distale radioulnare Verbindung, das „kleine Gelenk", wie wir es der Kürze halber in Zukunft bezeichnen werden, ziemlich verschwommen ist. Wohl deshalb, weil auf dem anatomischen Präpariersaal dieses kleine Gelenk manchmal zu wenig Beachtung findet oder seine Kenntnis im Laufe der Jahre wieder dem Gedächtnis entschwindet, da sich bisher der praktische Arzt und auch der Chirurg nur wenig mit den Veränderungen des kleinen Gelenkes beschäftigten.

Zu der gleichen Auffassung gelangt auch *Guillermo* in einer neuen Arbeit, die uns zur Kenntnis kam, nachdem wir die Untersuchungen bereits begonnen hatten. Auch ihm ist die stiefmütterliche Behandlung dieses kleinen Gelenkes, und vor allem der Dreieckplatte, aufgefallen, so daß er sich zur Aufgabe setzte, die Bedeutung der Fibrocartilago, die er einen „déshérité des chirurgiens" nennt, ins richtige Licht zu setzen, „il ne doit plus être traité en parent pauvre de la pathologie articulaire".

Aus diesem Grunde rechtfertigt es sich, hier die wichtigsten normalanatomischen Verhältnisse, die für das Verständnis des pathologischen Geschehens von Bedeutung sind, nochmals in Erinnerung zu rufen. Wir verweisen dabei in erster Linie auf die Abbildungen einiger unserer Präparate.

Die Speiche besitzt an ihrem unteren Ende — breit ansetzend am distalen Rande der Incisura ulnaris radii — eine „unverknöchert gebliebene, faserknorplige bzw. bindegewebige Fortsetzung" (*Fick*) von ungefähr gleichseitig dreieckiger Form: Dreieckknorpel, dreieckige Bandscheibe, Discus articularis, Fibrocartilago triangularis s. triquetra, The triangular fibrocartilage, Fibrocartilage ou ligament triangulaire. Auf Einzelheiten des histologischen Aufbaues des Discus gehe ich bei der Besprechung meiner anatomischen Untersuchungen näher ein. An Stelle der Dreieckform kann die Platte schild- oder halbmondartig beschaffen sein (Abb. 90a). Sie ist meist bikonkav, in ihren mittleren Abschnitten am dünnsten. Mit bestimmt angeordneten bindegewebigen Bündeln erfolgt der Ansatz im Grübchen auf der Ellengelenkfläche, an der Wurzel des Processus styloides ulnae und an ihm selbst. Hier dringen auch reichlich Gefäße ein, weshalb dieses Bändchen als Ligamentum subcruentum bezeichnet wird. Öfters beobachtet man einen feinen querverlaufenden Schlitz in der Nähe der Ansatzstelle am Radius (26% aller Fälle nach *Poirier-Charpie*). Manchmal ist die kleine Öffnung mit einem feinen Häutchen überzogen. Gelegentlich findet sich in der Mitte des Discus ein rundliches Loch. Wir kommen später darauf zurück.

Die Gelenkkapsel entspringt direkt von den Knorpelrändern der Speiche und Elle sowie vom Dreieckknorpel. Nach proximal zu bildet sie den Recessus sacciformis, der sich leicht vom umgebenden lockeren Gewebe abheben läßt. Der volare Anteil ist in der Regel dünner als der dorsale, beide sind von Verstärkungszügen durchzogen. Die Gelenkhöhle ist namentlich wegen der sackförmigen Ausstülpung ziemlich geräumig und enthält bei frischer Untersuchung deutlich nachweisbare Gelenkschmiere. Von der Kapsel aus legen sich fransenartig oder sichelförmig, zum Teil scharfrandige Blätter in die Gelenkhöhle zwischen die stärker gekrümmte Ellengelenkfläche und den flacheren Radiuseinschnitt hinein.

Die Abb. 1—9 sollen eine Vorstellung des anatomischen Baues vermitteln. Auf pathologische Veränderungen an diesen Präparaten gehen wir hier nicht ein.

Abb. 1 gibt die Aufsicht auf den proximalen Anteil des Handgelenkes. Der Discus bildet normalerweise ein Drittel bis ein

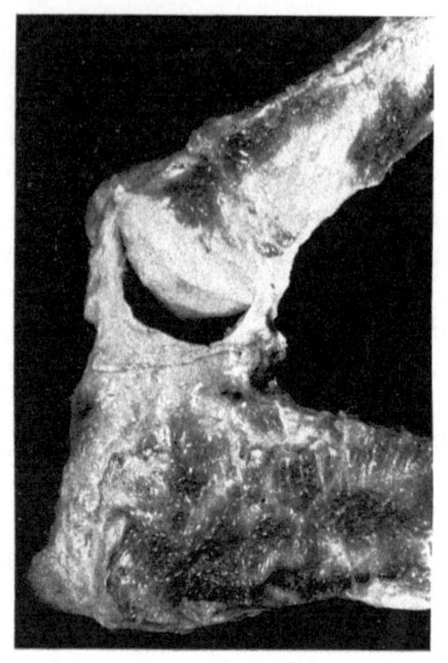

Abb. 1. Aufsicht auf die Pfanne des Handgelenkes. Links Radiusgelenkfläche, rechts Discus mit den beiden seitlichen Zügen, die am Proc. styl. ulnae ansetzen. Darunter Ellenköpfchen teilweise sichtbar. (Fall 12.)

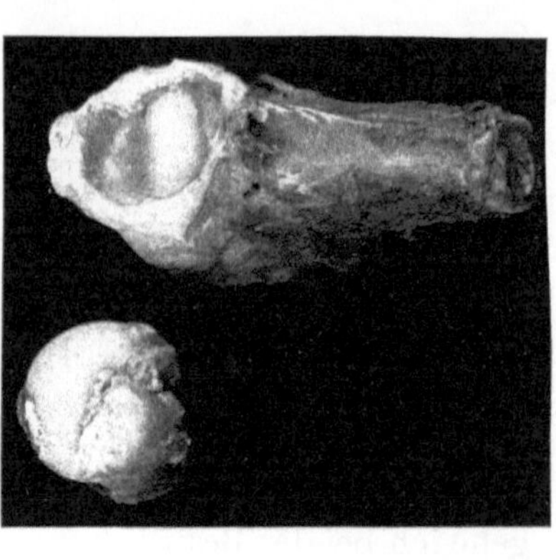

Abb. 2. Radioulnargelenk von der Volarseite. (Ulna zur besseren Darstellung der Gelenkhöhle abduziert). (Fall 12.)

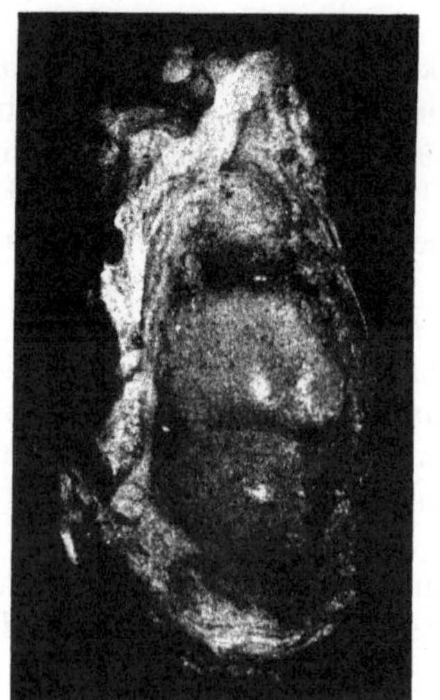

Abb. 3. Radioulnargelenk von der Dorsalseite. (Fall 12.)

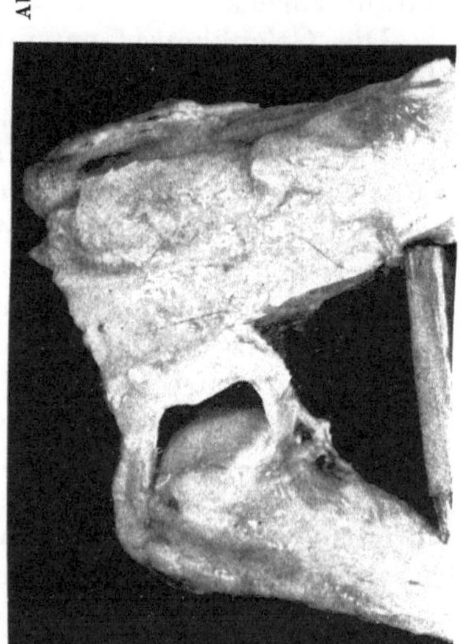

Abb. 4a. Radioulnargelenk von ulnar her gesehen nach Entfernung der Elle: Gelenkpfanne am Radius, darüber der durch den Discus gebildete Gelenkanteil.

Abb. 4b. Distale Gelenkfläche des Ellenköpfchens mit Processusstyloides. (Fall 12.)

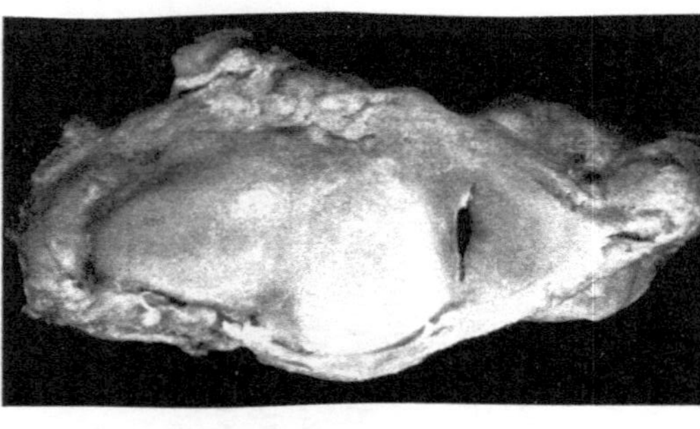

Abb. 6. Aufsicht auf die Pfanne des Handgelenkes. Links Radius, rechts Discus mit Spaltbildung am radialen Ansatz. (Fall 1.)

Abb. 5. Isolierter Discus, distale Oberfläche. Die lange Seite entspricht dem radialen Ansatz. (Fall 12.)

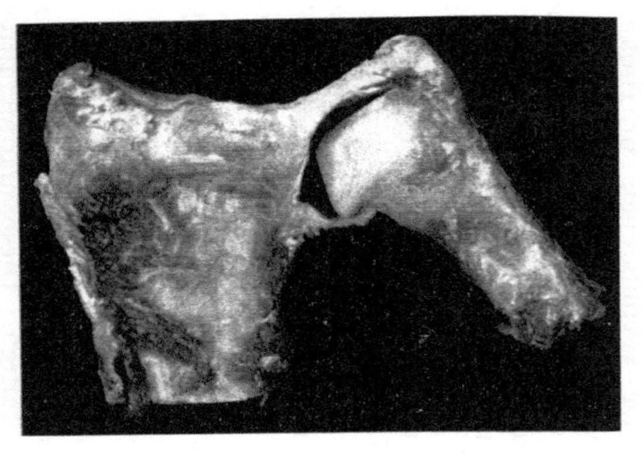

Abb. 7. Radioulnargelenk von der Volarseite. (Fall 1.)

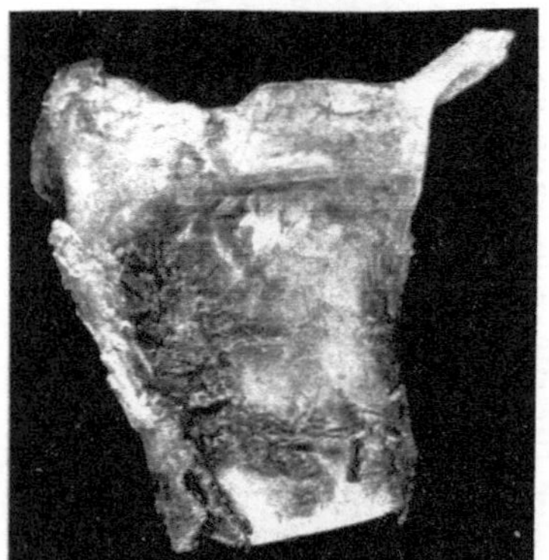

Abb. 8. Radius von der Volarseite mit dem Fortsatz des Discus, nach vollständiger Loslösung der Elle. (Fall 1.)

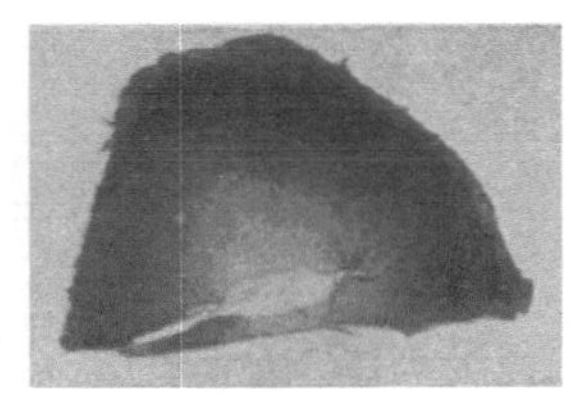

Abb. 9. Discus mit Spaltbildung im durchfallenden Licht. Man erkennt dabei die verschiedene Dicke des Discus deutlich. (Fall 1.)

Viertel der gesamten Gelenkfläche. Der Übergang vom Radiusknorpel zum Discus geschieht hier ohne Kontinuitätstrennung.
Abb. 2 und 3 zeigen das eröffnete Gelenk von dorsal und volar
her. (Die Ulna ist abduziert, um einen besseren Einblick in die
Gelenkhöhle zu erhalten.) Die Gelenkkapsel ist bis auf einen
schmalen Streifen proximal — am Recessus sacciformis — entfernt. Die distale Begrenzung des Gelenkes wird durch den Discus
gebildet. Abb. 4a vermittelt eine Ansicht auf die radiale Begrenzung des Gelenkes mit dem „Dach" der Dreieckplatte. Der Winkel
zwischen der radialen Gelenkfläche und dem Discus ist abgerundet.
Das Lager für die Elle kann so manchmal kugelförmig aussehen.
Abb. 4b demonstriert eine Aufsicht auf das Ulnaköpfchen mit
distalem Gelenkanteil und Griffelfortsatz. Abb. 5 zeigt einen
herausgeschnittenen Discus von der Handgelenkseite her, der in
diesem Falle annähernd Dreieckform aufweist. Abb. 6 orientiert
über eine Spaltbildung am radialen Ansatz des Discus. Abb. 7
soll noch einmal die Größe des Gelenkraumes zeigen, und Abb. 8
gibt deutlich den Eindruck des „Fortsatzes" wieder, nachdem der
Discus von seiner Verbindung mit der Elle gelöst wurde. Es zeigt
sich hier sehr schön, daß die Dreieckplatte am hängenden Arm
nicht etwa horizontal steht, sondern nach distal-ulnar abfällt,
entsprechend der etwas schrägstehenden Ellengelenkfläche und
dem Verlaufe der proximalen Handwurzelreihe, die teilweise
mit dem Discus artikuliert. Vom Handgelenkkopf der straff mit-
einander verbundenen proximalen Karpalia artikulieren meist
nur Naviculare, Lunatum und das radiale Drittel des Triquetrum.
Fick weist darauf hin, daß der Discus in normaler Stellung meist
nur mit dem ulnaren Drittel des Mondbeines in gelenkiger Verbindung steht und nicht mit dem Triquetrum, wie das meist als
feste Regel angegeben wurde. Wir haben dies bei unseren Präparaten wiederholt bestätigen können. Das Dreieckbein artikuliert
dabei ferner mit der knorplig überzogenen ulnaren Kapselwand,
die tatsächlich nicht als eigentliches ulnares „Seitenband" im-
poniert (*Virchow*). Abb. 9 vermittelt eine Aufsicht auf einen Discus
mit Spaltbildung im durchfallenden Licht, so daß seine verschiedene Dicke gut zu erkennen ist.

Wir glauben, daß die im Bilde wiedergegebenen Präparate
unzweifelhaft die innige Verbindung zwischen Radius einerseits
und Ulna andererseits durch die Dreieckplatte darzustellen ver-
mögen.

Die funktionelle Rolle der Dreieckplatte ist eine recht
vielgestaltige. Diese mannigfaltigen Aufgaben erklären ihre Be-

deutung im pathologischen Geschehen im Bereiche des Handgelenkes. Sie legen die Notwendigkeit nahe, sich mit diesem bis jetzt zum Teil vernachlässigten Gebilde intensiver zu beschäftigen.

Auf die funktionelle Einheit des proximalen und distalen Radioulnargelenkes brauchen wir hier nicht näher einzutreten.

Mit *Fick* ist die Dreieckplatte als das distale Seitenband des unteren Radioulnargelenkes aufzufassen. Sein Spannungszustand ändert sich fortwährend mit den in diesem Gelenk ausgeführten Bewegungen. Bei der Pronation wird der dorsale Anteil der Platte angespannt, der volare erschlafft, und umgekehrt bei der Supination, da sich bei der Pronation der Griffelfortsatz der Elle von der dorsalen Ecke der Incisura semilunaris entfernt, bei der Supination dagegen nähert. Der intakte Discus, der zwangsläufig allen Bewegungen des Radius bei seiner Drehung um das Ellenköpfchen folgt und einen zugfesten Zusammenhang zwischen Radius und Ulna garantiert, ist demnach beim feinen Spiel im Handgelenk immer in ständiger innerer Bewegung begriffen.

Daneben bildet die Dreieckplatte aber auch mit ihren beiden Oberflächen regelrechte Gelenkflächen gegenüber der proximalen Karpalreihe und der distalen Partie des Ulnaköpfchens.

Und schließlich übt die Platte die Funktion eines Meniscus aus, eines Stoßfängers, zum größten Teil indirekt durch Übermittelung der vom Radius aufgefangenen zentralwärts wirkenden Stoßkraft. Ob es sich tatsächlich nur um die Verschmelzung zweier wahrer Menisci handelt, wie das *H. Meyer* annimmt, soll hier nicht näher untersucht werden.

Wegen dieser verschiedenen Funktionen möchte *Fick* den alten, nichts präjudizierenden Ausdruck „Dreieckplatte" beibehalten wissen, da die neuere Nomenklatur (Gelenkdiscus) dem Gebilde eigentlich seine morphologische und mechanische Sonderstellung vollkommen abspreche.

Die mannigfaltige Funktion dieses Gebildes kommt unseres Erachtens auch in seinem feingeweblichen Bau zum Ausdruck, wie wir das später an Hand der einschlägigen Untersuchungen zeigen werden.

3. Untersuchung am Lebenden.

Bei der Inspektion ist vor allem auf die Lage des Ellenköpfchens zu achten, das auch unter normalen Bedingungen in verschiedenem Grade dorsalwärts prominieren kann. Ein besonderes Augenmerk ist auf das Längenverhältnis zwischen Radius- und Ulnaepiphyse zu richten.

Umschlossen vom Sehnenmantel, zu dem sich volar noch die Masse des Musculus pronator quadratus gesellt, ist das distale Radioulnargelenk nur schwer der Palpation zugänglich. Eine eigentliche Gelenkspalte ist volar nie, dorsal in der Regel nur selten abzutasten. Die Lokalisation des Gelenkes ist aber nach Kenntnis der normalen Anatomie unmittelbar radial vom Ellenköpfchen leicht festzustellen. Hier sind auch die pathologischen Befunde, auf die wir später eingehen, nachweisbar. Die Dreieckplatte ist am Lebenden nicht durchzufühlen. In dorso-volarer Richtung ist die Elle schon ncrmalerweise in geringerem Maße gegenüber der Speiche verschieblich. Öfters beobachtet man — dann meist beidseitig — eine deutliche Lockerung auch unter normalen Verhältnissen. Eine bestimmte Abhängigkeit des Verschiebungsgrades vom Alter beim Erwachsenen, vom Geschlecht oder Beruf, haben wir bei den systematischen Überprüfungen nicht feststellen können. Bei Wäscherinnen soll man gelegentlich eine vermehrte Lockerung, bedingt durch das schwere Auswringen der Wäschestücke, beobachten. In querer Richtung ist die Verbindung normalerweise vollkommen straff. Die Prüfung auf seitliche Lockerung erfolgt durch zangenartiges Umgreifen der beiden distalen Vorderarmepiphysen in Ruhestellung und Rotation. Dadurch gewinnt man auch wertvolle Anhaltspunkte über eine eventuelle Schmerzhaftigkeit des kleinen Gelenkes. Ferner ist auf Gelenkgeräusche — Knacken und Reiben — zu achten, die sich bei genauer Untersuchung gut lokalisieren lassen. Weiter ist bei den Funktionsprüfungen vor allem die Drehfähigkeit zu untersuchen.

Selbstverständlich hat sich die Prüfung nicht nur auf das kleine Gelenk zu beschränken. Ein besonderes Hervorheben der erwähnten Punkte scheint mir aber deswegen berechtigt, weil diese im allgemeinen bei den üblichen Untersuchungen erfahrungsgemäß oft zu kurz kommen.

4. Normales Röntgenbild.

Zu einer einwandfreien Beurteilung der Articulatio radioulnaris distalis dürfen nur Bilder verwendet werden, in denen der lotrecht einfallende Zentralstrahl das Handgelenk etwa in der Mitte trifft. Alle anderen Projektionen können zu schwerwiegenden Fehlschlüssen Veranlassung geben. Neben der dorso-volaren und der Seitenaufnahme ist ein Bild im volar-dorsalen Strahlengange oft erwünscht.

Die Breite der Gelenkspalte ist nach dem Röntgenbilde nur mit größter Vorsicht zu beurteilen. Im Schrifttum haben wir darüber

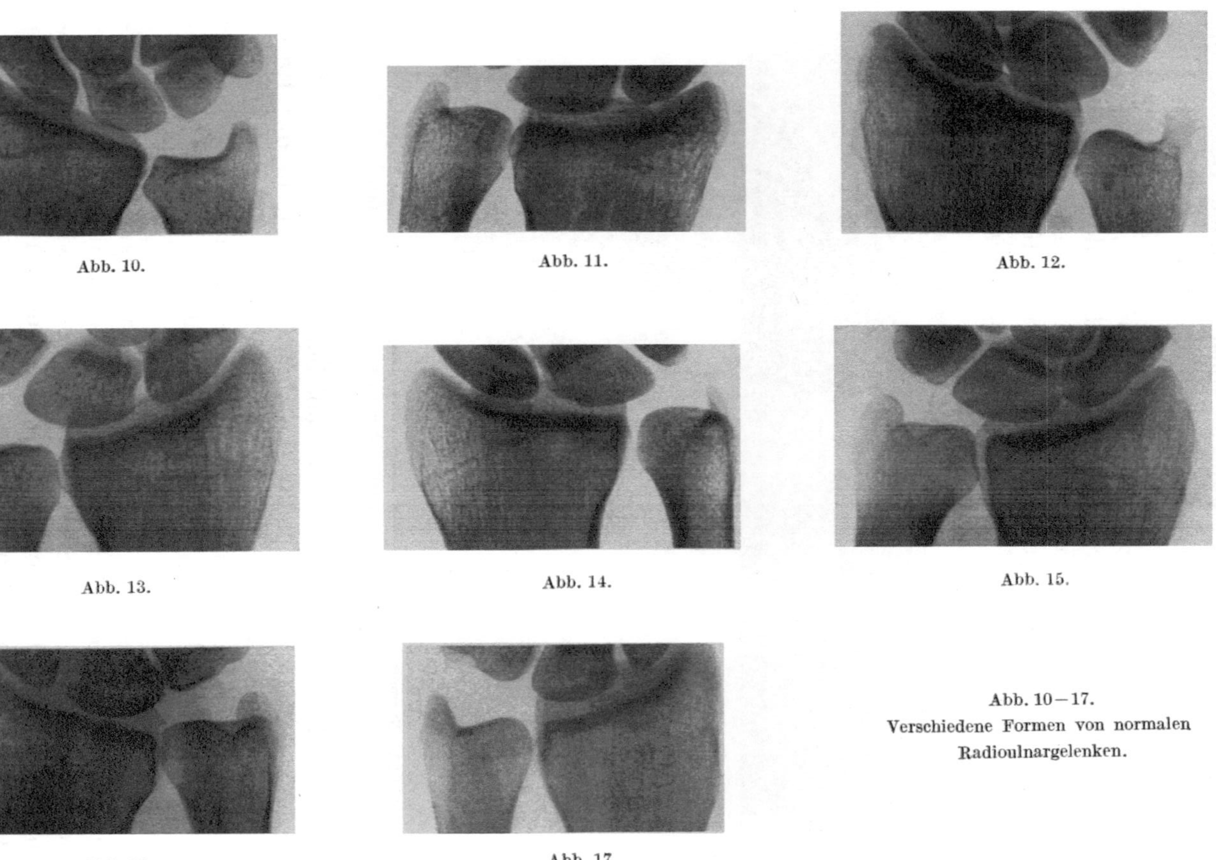

Abb. 10.

Abb. 11.

Abb. 12.

Abb. 13.

Abb. 14.

Abb. 15.

Abb. 16.

Abb. 17.

Abb. 10—17.
Verschiedene Formen von normalen
Radioulnargelenken.

keine Angaben gefunden, während sonst von allen Gelenken die entsprechenden Maße angegeben sind (*Schinz, A. Köhler* u. a.). Ausmessungen an vielen Hunderten von Radiographien und bei Versuchen mit nur leise geänderter Projektion ergeben, daß die „normale" Spaltbreite weitgehend von der Form des Ellenköpfchens und der Lippen der Incisura ulnaris radii, dem Rotationsgrad und — wie gesagt — von minimen Projektionsdifferenzen abhängig ist. Ein verbindliches Normalmaß kann deshalb nicht angegeben

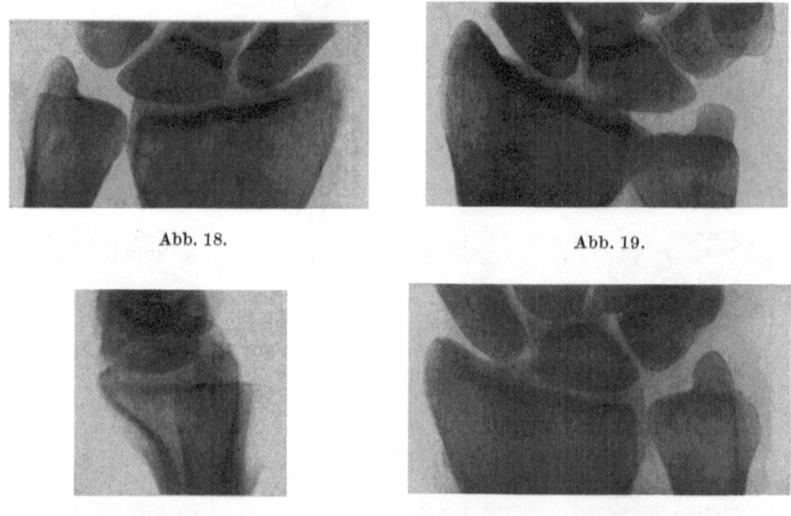

Abb. 18.   Abb. 19.

Abb. 20.   Abb. 21.

Abb. 18—21. Normales Radioulnargelenk des gleichen Falles in verschiedener Projektion: dorso-volarer, volo-dorsaler, radio-ulnarer, schräger Strahlengang.

werden. Immerhin ist zu sagen, daß beim Erwachsenen eine Gelenkspalte, deren freie Lichtung 3 mm übersteigt, in der Regel die physiologische Variationsbreite überschreitet. Die Abb. 10—17 lassen verschiedene Formen von normalen kleinen Gelenken erkennen. Die beiden Lippen der Gelenkpfanne am Radius sind überall gut sichtbar.

Die Abb. 18—21 ein und derselben Hand in verschiedenen Aufnahmerichtungen und Projektionen (dorso-volarer, volo-dorsaler, schräger, radioulnarer Strahlengang) zeigen gewisse kleine scheinbare Unterschiede in der Länge von Radius und Ulna, auf die wir später zu sprechen kommen.

Dieselbe Vorsicht ist bei der Beurteilung des Seitenbildes gegeben. Eine geringgradige dorsale Abweichung der Ulna darf keineswegs als pathologische Subluxation aufgefaßt werden. Nach *Alban Köhler* wird eine solche im Röntgenbilde zu oft angenommen. In Zweifelsfällen gibt das Verhältnis der beiden Vorderarmschäfte über den tatsächlichen Sachverhalt Aufschluß (Parallelstellung in der Norm).

Um pathologische Verhältnisse richtig abklären zu können, erhebt sich die Frage, wie sich das Längenverhältnis „Elle—Speiche" am Handgelenk im Röntgenbild darstellt. Dabei handelt es sich selbstredend nur um ihren knöchernen Anteil, da Gelenkknorpel und Discus nicht abgebildet werden.

Hultén fand unter 400 normalen Fällen in 61% eine Nullvariante (= Elle gleichlang wie Speiche), in 22,8% eine Minusvariante (= Elle kürzer als Speiche) und in 16,2% eine Plusvariante. Die Variationsbreite betrug 11 mm (− 6 mm + 5 mm). Dabei war aber der Unterschied in der Großzahl der Fälle nur 1 bis 2 mm. *Wette*, der mit vollem Recht auf die Projektionsverschiedenheiten hinweist — wie wir das auch bei unseren Untersuchungen restlos bestätigen können —, beobachtete bei 378 normalen Handgelenken in 95% eine Nullvariante und in je etwa 2,5% eine Abweichung im positiven oder negativen Sinne. Dabei berücksichtigte er nur größere Differenzen, die 1—2 mm überstiegen. *Joeck* konnte bei 500 normalen Handgelenkradiographien in 77% gleiche Niveauhöhe beider Vorderarmknochen im Handgelenk nachweisen, in 6,4% ergab sich eine Minus-, in 16,6% eine Plusvariante. Abweichungen von ±1,5 mm wurden dabei zur Nullvariante gezählt.

Unsere eigenen Untersuchungen an 900 vollkommen normalen Handgelenken, wobei die strengsten Kriterien an die richtige Projektion gestellt wurden, ergaben in 95% eine Nullvariante. Dabei fanden — wie es uns richtig erscheint — Differenzen von ± 2 mm keine besondere Berücksichtigung. Eine Minusvariante von 3 und 4 mm zeigte sich in 2,7%, eine Plusvariante von gleicher Größe in 2,3% aller Fälle. Eine größere Differenz von mehr als 4 mm hatten wir in keinem einzigen normalen Handgelenk gesehen. Eine sichere Beziehung der verschiedenen Varianten zum Lebensalter ist nicht festzustellen. Es scheint aber, daß im Bereich der Nullvariante (0 ÷ ± 2 mm) mit zunehmendem Alter der Anteil mit geringgradig verlängerter Ulna größer wird. (So kommen beispielsweise auf 414 Normalfälle zwischen 20 und 40 Jahren 74 mit + 1 und 2 mm, auf 48 im Alter von 60—87 Jahren dagegen bereits 20.) In der Literatur haben wir darüber keine Angaben gefunden (*Blenke, Bruchholz, van Eden, Hulten, Joeck, Müller, zur Verth, Wolle*).

Auf die anatomischen Grundlagen dieser Variationen und ihre eventuelle Bedeutung für die Pathologie werden wir anläßlich der Besprechung unserer Präparate zurückkommen.

Im Röntgenbild steht die Längsachse des distalen Radioulnargelenkes beim normalen Handgelenk in der Regel senkrecht auf der Geraden, die in der Fortsetzung der distalen Ellenköpfchenkontur radialwärts gezogen wird. Eine mathematisch exakte Bestimmung ist aber in Anbetracht der verschiedenen Formen des Capitulum ulnae unmöglich.

5. Klinik und Röntgenbild der pathologischen Veränderungen im Gebiete der Articulatio radioulnaris distalis.

In einem ersten Abschnitt soll die allgemeine Symptomatologie der Verletzungen des kleinen Gelenkes dargestellt werden, wie sie sich uns bei der systematischen Untersuchung der verschiedensten Läsionen ergeben hat. Die folgenden Kapitel befassen sich dann mit den einzelnen Verletzungsarten. Es wird dabei Gelegenheit geboten sein, auf weitere Einzelheiten näher einzutreten. Die Seltenheit gewisser Befunde und die Tatsache, daß im Schrifttum und in der Praxis die Bedeutung dieser Verletzungen zum Teil wenig beachtet oder unterschätzt werden, rechtfertigen es auch, Einzelfälle, soweit es nötig ist, anzuführen.

a) Allgemeine Symptomatologie.

Unabhängig von der Ätiologie der Läsionen beobachtet man bei Verletzungen des kleinen Gelenkes eine überraschend gleichmäßige, wenn auch meist an prägnanten Zeichen arme Symptomatologie. Wenn wir im folgenden — aus Gründen einer klaren Darstellung — vom konkreten Beispiel einer Radiusfraktur ausgehen, so ist zum vornherein zu bemerken, daß die erwähnten Zeichen nicht etwa durch die Radiusfraktur als solche veranlaßt werden — es ist Sache der eingehenden Untersuchung, den Anteil der reinen Fraktursymptome auszuscheiden —, sondern, daß wir die gleichen objektiven und subjektiven Erscheinungen auch bei anderen Läsionen des distalen Radioulnargelenkes ohne jegliche Fraktur der Gelenkkörper feststellen können.

Nach anscheinend gut geheilten Radiusbrüchen im Bereiche der Epiphyse oder des Schaftes klagen die Verletzten über ziehende und stechende Schmerzen im Handgelenk. Sehr oft wird der Schmerz von den Verunfallten spontan dorsal in die Gegend zwischen Speiche und Ellenköpfchen lokalisiert. Der Schmerz tritt vor allem bei Belastung der Hand, beim Tragen, beim kräftigen Faustschluß, beim Aufstützen und bei den Rotationsbewegungen auf. Manchmal klagen die Leute über mehr oder minder ausgesprochene Kraftlosigkeit im Handgelenk. Die Frakturstelle ist dabei vollkommen beschwerdefrei. Beachtenswert ist vor allem, daß die Schmerzhaftigkeit oft nicht sofort im Anschluß an die Verletzung auftritt, sondern erst später, d. h. dann, wenn bestimmte anatomische Umbildungsprozesse, auf die wir später eintreten werden, ein gewisses Stadium erreicht haben.

Die Inspektion zeigt häufig einen vollkommen normalen Befund, manchmal beobachtet man ein vermehrtes dorsales Vorstehen des Ellenköpfchens, selten eine umschriebene Schwellung in der Mitte des Handgelenkes.

Bei der Betastung des kleinen Gelenkes von dorsal her, seltener von volar, werden mehr minder erhebliche Schmerzen geäußert. Recht häufig stellt man eine umschriebene Druckempfindlichkeit in der Gegend der distalen Gelenkfläche des Ellenköpfchens fest, ebenso in der vom Handrücken her gut zu palpierenden Spalte zwischen Elle und erster Handwurzelreihe. Die zangenförmige Kompression der Vorderarmepiphysen am Handgelenk verursacht im kleinen Gelenk deutlich stechende Schmerzen.

In einem Großteil der Fälle ist das Ellenköpfchen gegenüber dem Radius in dorso-volarer Richtung stärker verschieblich als auf der nichtverletzten Seite. Nicht allzu selten ist auch eine seitliche Lockerung feststellbar.

Ab und zu ist beim Verschieben des Ellenköpfchens oder bei den Drehbewegungen ein feines Knacken oder Reiben im Radio-ulnargelenk hör- oder spürbar. Die Bewegungsfähigkeit ist bei vielen Fällen nicht oder nur in geringem Maße beeinträchtigt. Andere weisen eine deutliche Einschränkung in allen Richtungen, viele nur bei der Rotation, vor allem bei der Supination und der Ulnarflexion auf. Diese letzten Bewegungsstörungen erachten wir als besonders typisch für die Läsionen des kleinen Gelenkes.

Es kann auch einmal vorkommen, wie wir das gesehen haben, daß Blockadeerscheinungen bei den Umwendbewegungen auftreten, oder daß Symptome einer schnellenden Hand (*Hinrichsmeyer*) vorliegen. Wir werden darauf auf Seite 35 näher zurückkommen.

Nicht allzu selten haben wir beobachtet, daß den Angaben der Verletzten vom Untersucher keine Bedeutung zugemessen wurde. Ganz besonders war das dann der Fall, wenn diese Beschwerden, wie das öfters zutrifft, erst längere Zeit nach Abschluß der Frakturheilung oder nach Abklingen der akuten distorsionellen Beschwerden eintraten. Ferner machten wir diese Feststellung auch dann, wenn es sich um einen gelenkfernen Vorderarmbruch handelte. Es ist auch wiederholt vorgekommen, daß man diese Patienten als Aggravanten oder gar Simulanten bezeichnete. Eine eingehende Untersuchung des Handgelenkes wurde dabei öfters unterlassen. Bei der Beurteilung der Radiographie berücksichtigte man vor allem die lokalen Frakturheilungsvorgänge; bei gelenkfernen Brüchen gelangte das Handgelenk überhaupt nicht zur Darstellung, obwohl von verschiedener Seite (*Matti, Thomsen* u. a.)

mit Nachdruck auf die Wichtigkeit dieser Aufnahme in solchen Fällen hingewiesen wird.

Damit kommen wir zur Frage der Radiographie. Was kann uns das Röntgenbild in der Diagnostik der Verletzungen des kleinen Gelenkes helfen? Die Röntgenaufnahme vermag in solchen Fällen viel zur Klärung beizutragen, sofern man die in Frage kommenden Veränderungen kennt, daran denkt und danach fahndet. Dabei ist es wichtig zu wissen, daß die röntgenologischen Erscheinungen keineswegs parallel mit den klinischen Ausfallszeichen und subjektiven Beschwerden gehen müssen, wenn auch in der Regel — wie wir noch sehen werden — eine gewisse Koinzidenz besteht.

In erster Linie ist festzuhalten, daß selbst bei schweren Verletzungen des kleinen Gelenkes oder des Discus das Röntgenbild vollkommen normal sein kann. Der klinischen Untersuchung gehört auch hier — wie meist überall — die Priorität zu. Daran ist zu denken, bevor man einen Verletzten bei einem unklaren „Handgelenksunfall" der Aggravation beschuldigt.

Der leichteste Grad der röntgenologischen Veränderungen zeigt sich in einer Verschiebung der Ulna gegenüber dem Radius um einige Millimeter in dorso-volarer, seitlicher oder Längsrichtung. Bei der Beurteilung solch geringer Differenzen sind die auf Seite 10 ff. gemachten Angaben entsprechend zu berücksichtigen, wenn man nicht überall pathologische Subluxationen entdecken will, ganz besonders in der Seitenaufnahme. Andererseits können wir aber erfahrungsgemäß darauf hinweisen, wie häufig kleinere Verschiebungen, besonders in seitlicher Richtung, übersehen werden; Verschiebungen, die für die Beurteilung mancher unklarer Krankheitsbilder von Wichtigkeit sind.

Nach diesen geringfügigen Abweichungen folgen dann alle Übergänge von der eigentlichen Subluxation zur Luxation des Ellenköpfchens. Darüber haben wir uns hier nicht weiter zu äußern, diese Verhältnisse sind auf den Bildern unverkennbar nachzuweisen.

Von großer Wichtigkeit halten wir die Beachtung der Veränderungen am Gelenkanteil des Radius, an der Incisura ulnaris radii, also an der Gelenkpfanne. Wir erleben es öfters, daß pathologische Erscheinungen in diesem Gebiete vollkommen übersehen werden. Wir erinnern hier an die Einbrüche in die Gelenkpfanne, an Abrisse an der dorsalen oder volaren Lippe der Incisura, an Verschiebungen, Niveaudifferenzen der Gelenkwandung, an Callusbildungen und arthronotische Erscheinungen an dieser Stelle. Alle diese Veränderungen können oft sehr geringgradig ausgesprochen sein, was dann zu den erwähnten Fehldeutungen Veranlassung geben kann. In unsicheren Fällen sind Aufnahmen in verschiedenem Strahlengange (dorso-volar, volar-dorsal, schräg) zu empfehlen.

Am Ellenköpfchen werden die röntgenologischen Veränderungen in der Regel kaum übersehen: Frakturen, Fissuren, arthronotische Randwülste und Zacken. Man muß sich jedoch daran erinnern, daß Form und Größe des Capitulum ulnae schon unter normalen Bedingungen erheblich variieren können.

Von einer gewissen Bedeutung ist ferner das Verhalten des Processus styloides ulnae, da hier die Dreieckplatte teilweise ansetzt. Wie wir später zeigen werden, können auf Grund der am Ellen-Griffelfortsatz gemachten Beobachtungen (Lokalisation der Fraktur, Art der Verschiebung der Fragmente, evtl. Intaktbleiben des Processus styloides) Rückschlüsse auf die Verletzungen des Discus gezogen werden.

Durch Verschiebung zwischen Elle und Speiche werden meistens auch die auf Seite 13 erwähnten Achsenverhältnisse geändert, wie das in den folgenden Bildern zum Teil deutlich zum Ausdruck kommt. Daß unter solchen Bedingungen ein störungsfreier Ablauf der Rotationsbewegungen nicht mehr gewährleistet wird, ist selbstverständlich.

An dieser Stelle muß auch eine fragliche Varietät erwähnt werden, weil sie von verschiedener Seite mit dem Discus in Verbindung gebracht wird: das Os intermedium antebrachii oder das Os triangulare zwischen Triquetrum, Processus styloides ulnae und Ulnaköpfchen. *Thilenius* nimmt auf Grund embryologischer Studien an, daß es sich um eine Knochenanlage handle, die sich in der Dreieckplatte entwickle, meistens aber schon vor der Geburt wieder verschwinde und nur in seltenen Fällen persistiere. Während verschiedene Autoren diese Varietät anerkennen (*Pfitzner, Grashey, Guillermo* u. a.), sind andere sehr skeptisch und halten das Knöchelchen in den meisten Fällen oder immer für einen abgebrochenen Griffelfortsatz der Ulna, der mit dem Ellenköpfchen nicht mehr in knöcherne Verbindung trat (*Grumbach, Köhler, Schinz* u. a.). Auf Grund unserer Erfahrungen müssen wir den letzteren Angaben beipflichten. Man muß dagegen die Möglichkeit zugeben, daß einmal im Discus größere Verkalkungen oder Ossificationen, die mit einer embryonalen Anlage nichts zu tun haben, auftreten können und zu Schatten im Gebiete distal des Ellenköpfchens führen können. Die Untersuchungen von *Thilenius* sind unseres Wissens nie nachgeprüft worden. Wir selbst hatten leider keine Gelegenheit, geeignetes Sektionsgut zu erhalten.

b) Das distale Radioulnargelenk bei der isolierten Luxation des Ellenköpfchens.

Als grobe, in die Augen springende, kaum zu verkennende Verletzungen sind die isolierten Luxationen des Capitulum ulnae gut bekannt. Häufiger erfolgen sie nach dorsal als nach volar;

man kennt die federnde und nichtfedernde, die komplette und inkomplette, die einmalige und habituelle Verrenkung. Wir brauchen hier darauf nicht näher einzutreten und verweisen auf die klassischen Beschreibungen von *Bardeleben, Bardenheuer, Hamilton, Malgaigne* usw. sowie auf die neueren Arbeiten von *Davidson* und *Horwitz, Dor, Galtier* und *Bazy, Henschen, Jochelsohn, Mauritz, Sauvé* und *Kapandji, Sommer, Sonntag, Thon* u. a., die sich vor allem auch mit der Behandlung beschäftigen. Bei allen diesen isolierten Luxationen kommt es zur Zerreißung der Bänder, die zur Dreieckplatte führen, unter Umständen zu Verletzungen dieser selbst, sowie zu Einrissen in der Gelenkkapsel und der Membrana interossea. Wir kommen darauf später noch zurück.

c) Das Radioulnargelenk bei den Brüchen der Vorderarmknochen.

Einen breiten Raum in der Ätiologie der Verletzungen des kleinen Gelenkes nehmen die Radiusfrakturen ein. Von der großen Zahl der Autoren, die sich bis in die neueste Zeit mit dieser Bruchform beschäftigten, weisen viele auf diese bedeutsame Mitverletzung hin (*Bardenheuer, Böhler, Davidson* und *Horwitz, Ehalt, Grantley, Taylor* und *Langdorn, Parsons, Gebhardt, Guillermo, Hyma* und *Martin, Kahleyss, Kotrnetz, Lilienfeld, Lippmann, Matti, Malgaigne, Mayer, Peters, Schneck, Smyth* und *Calvin, Sommer, Steinmann, Thomsen* usw.). Während früher vor allem die Tatsache von Veränderungen — wie Sprengungen, Verschiebungen — einfach registriert wurde, wiesen in der letzten Zeit erfahrene Chirurgen und Begutachter auf die Wichtigkeit dieser Nebenverletzung hin, deren Bedeutung vielfach übersehen oder zu gering bewertet wird. Amerikanische Autoren, die zum Teil an Leichen Versuche über Discusverletzungen anstellten (oben zitiert), teilen neuerdings die Radiusfrakturen sogar nach dem Gesichtspunkte der Mitverletzung oder des Intaktbleibens des distalen Radioulnargelenkes ein. *Thomsen* befaßt sich besonders mit den Spätfolgen nach Verletzungen der Unterarmknochen. Mit Nachdruck weist er auf die Veränderungen im distalen Radioulnargelenk hin, die aus klaren mechanischen Gründen eintreten müssen, wenn bei intakter Ellenstrebe irgendeine Kontinuitätshemmung der Speiche vorliegt.

Unsere Erfahrungen bei den Versicherten der Schweizerischen Unfallversicherungsanstalt zeigen nun deutlich, daß diesen Nebenverletzungen eine viel bedeutendere Rolle zukommt, als das im allgemeinen angenommen wird. Es kann sich hier nicht darum handeln, auf das ganze viel beackerte Gebiet der Radiusfrakturen und ihre Folgezustände einzutreten. Wir beschränken uns auf jene Fälle, wo vor allem primäre oder sekundäre Störungen im kleinen Gelenk den Heilverlauf entscheidend beeinflußt haben. Wir glauben, dabei nicht auf den Fehler verfallen zu sein, nun alles und jedes bei diesen Bruchformen auf die Veränderungen im kleinen Gelenk zu beziehen, mit anderen Worten: seine Bedeutung zu überwerten. Wir möchten das hier ganz besonders betonen, weil man unter Umständen diesen Eindruck bekommen könnte, da tatsächlich im folgenden bei den verschiedenen Brüchen das kleine Gelenk absolut in den Brennpunkt der Betrachtungsweise gestellt wird. Das kann aber nur selbstverständlich sein, nachdem das kleine Gelenk eben der Gegenstand unserer Untersuchungen ist. Dabei haben wir aber sorgsam darauf geachtet, aus unserem sehr großen Krankengute wirklich nur jene Fälle zu erfassen, bei denen das kleine Gelenk im Vordergrund des Interesses stehen muß. Das gilt nicht nur für dieses Kapitel, sondern auch für alle folgenden. Auf statistische Angaben verzichten wir vollkommen, da sie für unsere Betrachtungsweise ganz unnötig sind.

Nachdem sich bei unseren Untersuchungen die Symptomatologie herauskrystallisiert hat, wie sie auf Seite 14 ff. angegeben ist, können wir, um Wiederholungen zu vermeiden, verzichten, im folgenden immer wieder darauf einzutreten. Die einzelnen, nur kurz wiedergegebenen Fälle stellen nicht Raritäten dar, sondern sind Beispiele für viele analoge Beobachtungen. Sie bieten uns Gelegenheit, auf verschiedene Einzelheiten einzugehen, die im vorstehenden noch nicht berücksichtigt wurden.

Vorerst erfolgt die Besprechung verschiedener **Frakturen der Radiusepiphyse.**

E. B. ♀, geb. 1909; I. R. 73783. Querfraktur der Radiusepiphyse. Intraartikulär, d. h. in bezug auf das kleine Gelenk (Abb. 22).

Obwohl das distale Speichenfragment deutlich nach radial verschoben ist, klafft das kleine Gelenk nicht. Dafür gibt es zwei Erklärungsmöglichkeiten:

1. Die Gewalt des Sturzes, die zur Radiusfraktur und einem Navicularebruch führte, vermochte die elastische Dreieckplatte der 29jähr. Verletzten nicht oder nur unvollständig zu zerreißen, so daß die nicht verletzte Elle (intakter Griffelfortsatz) durch den Discus mit dem verschobenen Radiusfragment ebenfalls nach radial gezogen wurde.

2. Eine Läsion der Dreieckplatte hat wohl stattgefunden, der fixierende Gipsverband verhinderte aber nach teilweise gelungener Reposition ein Klaffen des gesprengten Gelenkes.

Nach Abschluß des Heilverfahrens klagte die Versicherte immer über Schmerzen im Handgelenk, die man anfänglich für übertrieben hielt. Eine neue Röntgenkontrolle, 8 Monate nach dem Unfall (Abb. 23), zeigte nun aber eine deutliche Sprengung des kleinen Gelenkes, eine knöcherne Wucherung im Bereich der Frakturstelle in der Pfanne an der volaren Lippe, sowie einen feinen Randwulst an der unteren Circumferenz der Ellengelenkfläche. Die Naviculare- und die Radiusfrakturen sind vollkommen knöchern vergossen. Die subjektiven Beschwerden der Verletzten sind ohne Zweifel auf die posttraumatische Arthritis des gesprengten kleinen Gelenkes zurückzuführen, so daß der Versicherten eine Rente gewährt werden mußte (15%, revidierbar).

Offenbar ist es anläßlich des Unfalles primär zu einer Verletzung der Dreieckplatte gekommen, die zur Lockerung der distalen Verbindung führen konnte. Die Beschwerden traten erst in Erscheinung, als in dem in seiner Funktion gestörten Gelenk eine Arthritis auftrat.

A. W. ♂, geb. 1916; V/1474/39. Daß die Sprengung des kleinen Gelenkes, Verschiebungen und kallöse Wucherungen im Bereiche der Gelenkpfanne keine meßbare Beeinträchtigung der Erwerbsfähigkeit nach sich ziehen müssen, obwohl auch hier deutliche klinische Erscheinungen vorhanden waren (vermehrte Beweglichkeit und Druckempfindlichkeit in der distalen radioulnaren Verbindung) zeigt dieser Fall einer abgeheilten Radiusquerfraktur (6 Wochen nach dem Unfall) eindeutig (Abb. 24).

L. A. ♂, geb. 1912; I. R. 71408. Durch die erhebliche Verschiebung des distalen Radiusfragmentes (die hier nicht abgebildete Seitenaufnahme zeigt ein beträchtliches Absinken des distalen Fragmentes nach volar; Aufnahme 1 Tag nach Unfall) wird der Ellengriffelfortsatz tief an der Basis abgerissen und nach radial verschoben (Abb. 25): Zugwirkung der nicht zerrissenen, elastischen, jugendlichen Dreiecksplatte. Es kommt zu einer Lockerung des kleinen Gelenkes mit relativer Verlängerung der Ulna. Die Radiusfraktur konnte nicht reponiert werden. Temporäre Invalidität von 15 und 10%.

H. A. ♂, geb. 1879; I. R. 56291. Nach der Heilung einer Querfraktur der Radiusepiphyse wird dem Versicherten eine abgestufte Rente von 25 und 15% gewährt. Gegen die Herabsetzung der Rente remonstriert er, da keine Besserung eingetreten sei. Die daraufhin erfolgte Untersuchung zeigt nun eine ausgesprochene Schmerzhaftigkeit des kleinen Gelenkes. Das Röntgenbild — 7 Monate nach dem Unfall — (Abb. 26) ergibt eine vollkommen vergossene Fraktur. Daneben: Sprengung des kleinen Gelenkes, Verkürzung des Radius von 6 mm, arthronotische Veränderungen am Ellenköpfchen, Deformation der Pfanne. Anläßlich des Unfalles kam es bei dem 54 jähr. Manne unzweifelhaft zu einer Zerreißung der Dreiecksplatte. Die schweren Veränderungen im kleinen Gelenk erklären die Beschwerden des Versicherten vollständig. Aus diesen Gründen wurde nun mit Recht von der vorgesehenen Herabsetzung der Rente Umgang genommen.

A. A. ♂, geb. 1886; I. R. 60044. Durch intraartikulären Querbruch ist es zu einem großen Ausbruch in der Gelenkpfanne der Incisura ulnaris radii gekommen, wobei die Dreieckplatte an ihrem radialen Ansatz abgerissen wurde: Sprengung des kleinen Gelenkes, Verschiebung der Elle nach ulnar, nicht nach dorsal, Verkürzung des Radius (Abb. 27). Das kleine Gelenk blieb auffallend lange druckschmerzhaft. Der Mann machte den Eindruck eines Aggravanten. Bestimmt zu Unrecht, wenn man die schwere anatomische Deformation der Pfanne im Bilde 16 Monate nach dem Unfall betrachtet (Abb. 28). Vorübergehende Gewährung einer Rente.

W. R. ♂, geb. 1896; I. R. 64708. 3 Jahre nach einer Radiusepiphysenquerfraktur zeigt sich immer noch eine schwere Sprengung des kleinen Gelenkes mit erheblicher Verkürzung des Radius, die auch im Seitenbild einwandfrei zu beobachten ist. Deformation der Gelenkpfanne, Arthritis deformans (Abb. 29 und 29a). Einschränkung der Bewegungsfähigkeit, Kraftlosigkeit, Schmerzen im kleinen Gelenk auf Druck und spontan. Deswegen kann die Rente am Ende des 3. Jahres noch nicht aufgehoben werden. Degressive Rente von 20 und 10%.

W. H. ♂, geb. 1896; I. R. 70833. Querfraktur der rechten Radiusepiphyse. Abriß des Processus styloides ulnae. Abschluß mit Rente nach $2^1/_2$ Monaten.

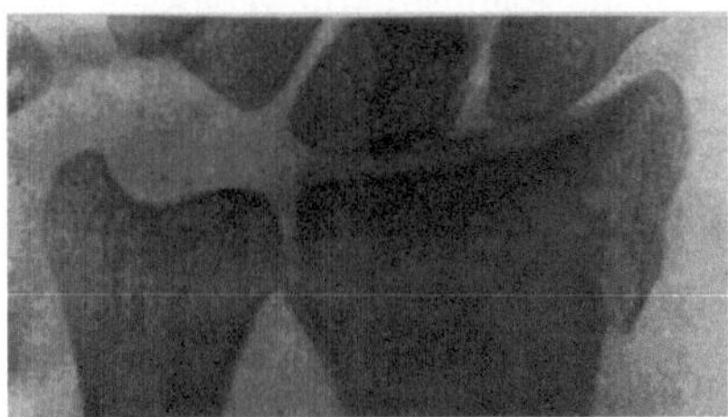

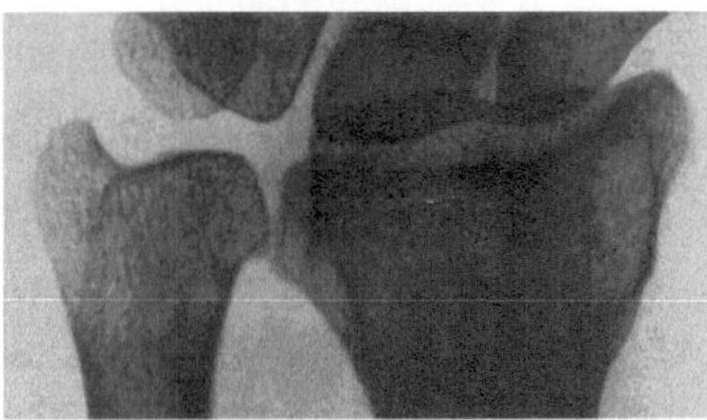

Abb. 22. Radiusepiphysenquerfraktur (frisch im Gips). Intraartikulär in bezug auf das kleine Gelenk, das anscheinend nicht gesprengt ist. Navicularefraktur. (I. R. 73 383.)

Abb. 23. Gleicher Fall wie Abb. 22. 8 Monate später. Sprengung des kleinen Gelenkes. Arthritis deformans.

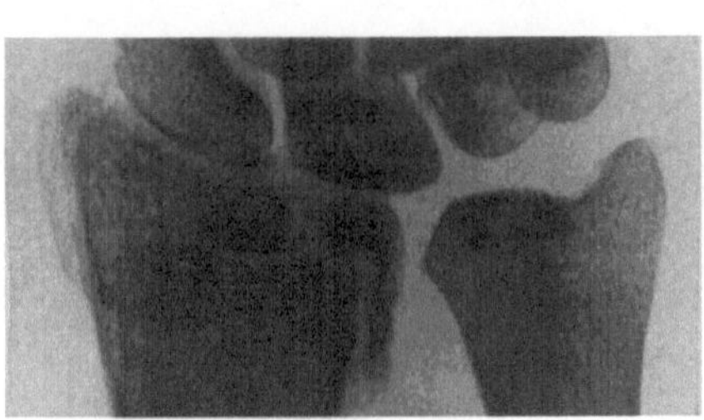

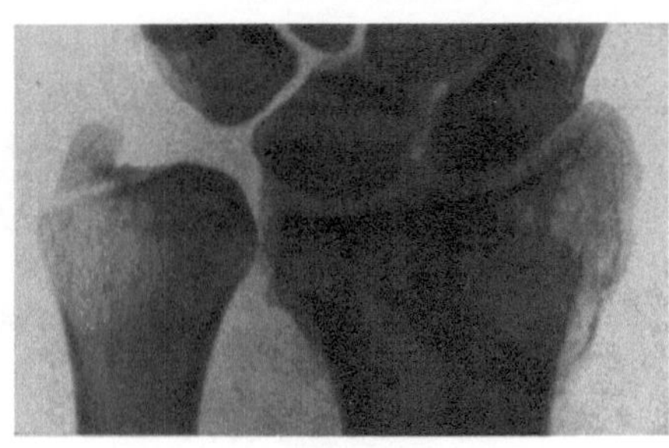

Abb. 24. Abgeheilte Querfraktur der Radiusepiphyse mit Sprengung des kleinen Gelenkes. 6 Wochen nach dem Unfall. (V/1474/39.)

Abb. 25. Schrägfraktur der Radiusepiphyse. 1 Tag nach Unfall. Ausriß des Griffelfortsatzes der Ulna. Sprengung des kleinen Gelenkes. Verkürzung des Radius. (I. R. 71 408.)

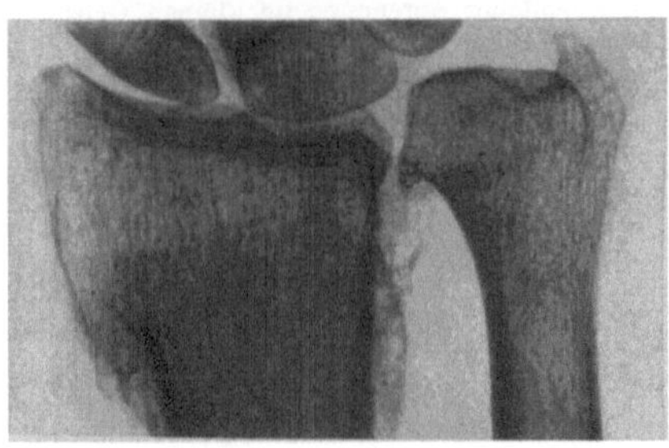

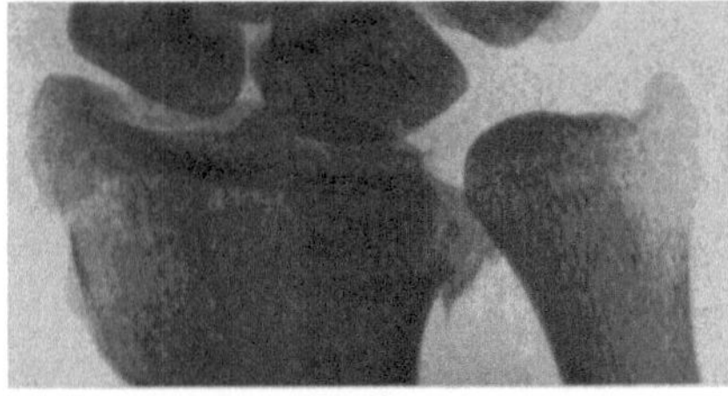

Abb. 26. Status nach Schrägfraktur der Radiusepiphyse. 7 Monate nach Unfall. Sprengung des kleinen Gelenkes. Verkürzung des Radius. Arthritis deformans. (I. R. 56 291.)

Abb. 27. Intraartikuläre Epiphysenfraktur des Radius mit Fraktur an der Incisura ulnaris radii (Gelenkpfanne), frisch. (I. R. 60 044.)

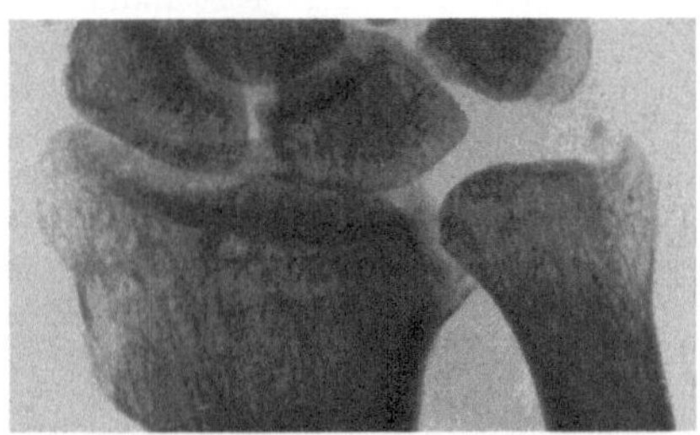

Abb. 28. Gleicher Fall wie Abb. 27. 16 Monate nach Unfall. Schwere Deformation des kleinen Gelenkes (Pfannenregion).

Bei der Revisionsuntersuchung nach 1 Jahr ist die Radiusfraktur vergossen. Der Ellengriffelfortsatz nicht knöchern verschmolzen, das kleine Gelenk gesprengt. Radiusgelenkfläche gegenüber Ulna um 4 mm abgesunken. Ulna vermehrt beweglich. Schmerzen und Knacken in der distalen Radioulnarverbindung. Pronation von allen Bewegungen am meisten eingeschränkt. Abgestufte Rente von 15 bis 5% für 1½ Jahre.

Frakturen im Bereiche der Incisura ulnaris radii, also in der Gelenkpfanne der distalen Radioulnarverbindung, werden nicht selten verkannt. Im Laufe der Monate oder Jahre können sich dann im kleinen Gelenk posttraumatische arthritische Veränderungen einstellen, deren Genese erst bei nochmaliger Durchsicht aller früheren Radiographien erklärt werden kann.

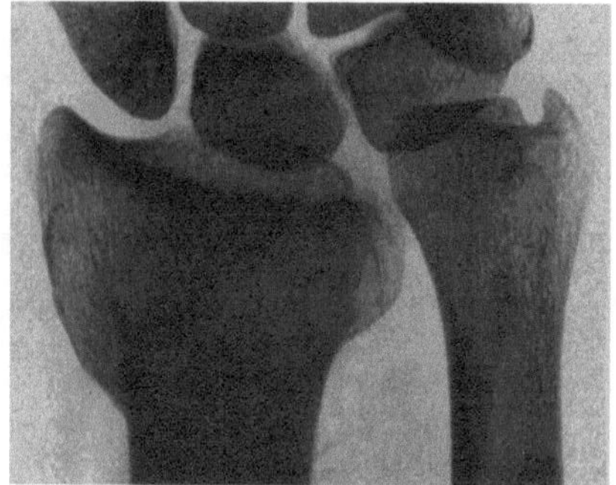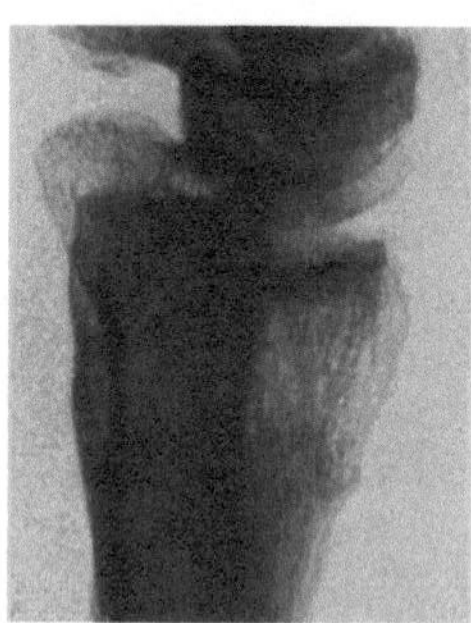

Abb. 29a und b. Status nach Radiusquerfraktur mit erheblicher Sprengung im kleinen Gelenk. Verkürzung des Radius (auch im Seitenbilde sehr gut zu erkennen). 3 Jahre nach dem Unfall. (I. R. 64708.)

Ferner ist bei Quer- und Schrägfrakturen, die in die Gelenkpfanne einbrechen, daran zu denken, daß dadurch langwierige, schmerzhafte Störungen entstehen können, selbst dann, wenn keine groben, auf den ersten Blick sichtbare Fragmentverschiebungen vorhanden sind. Beispiele:

W. E. ♂, geb. 1907; I. R. 71705. Dieser Fall bietet ein gutes Beispiel für die nicht seltene Verkennung der Fraktur in der Gelenkpfanne. Nach Sturz auf die Hand wird eine einwandfreie frische Navicularefraktur diagnostiziert. Nach 4½ Monaten Heildauer erfolgt Abschluß mit Gewährung einer degressiven Rente. Der Versicherte klagt jetzt andauernd über Schmerzen im Handgelenk und Kraftlosigkeit. Erneute Untersuchungen, die auf die Klagen des Mannes hin vorgenommen wurden, ergaben: Die Supination ist andauernd deutlich eingeschränkt. Keine falsche Beweglichkeit im kleinen Gelenk. In der neuen Radiographie erweist sich die Navicularefraktur als völlig konsolidiert. Dagegen hat sich eine ausgesprochene Arthritis im kleinen Gelenk entwickelt, deren Verschlimmerung im Verlaufe von Monaten radiologisch sehr schön zu verfolgen ist. Trotz diesem Befunde wird den Angaben des Mannes über seine Beschwerden kein rechter Glaube geschenkt, und zwar auf Grund der fehlenden Muskelatrophie und der gut ausgebildeten Arbeitsschwielen. Als wir den Fall zu begutachten hatten, zeigte die Durchsicht aller Radiographien einen einwandfreien Abriß im Bereiche der Incisura ulnaris radii, der neben der in die Augen springenden Navicularefraktur von verschiedenen Gutachtern und vom behandelnden Arzte übersehen wurde. Die damaligen Beschwerden waren zweifellos größtenteils durch die traumatisch bedingte Arthritis des kleinen Gelenkes verursacht. Aus diesem Grunde konnten wir einer so weitgehend abgestuften Rente, wie sie anfänglich vorgesehen war, nicht beipflichten.

U. E. ♂, geb. 1893; I. R. 74196. Querfraktur der linken Radiusepiphyse mit Abriß des Processus styloideus ulnae; der Speichenbruch reicht bis in die Incisura ulnaris radii hinein. Nach Abschluß des Heilverfahrens, 4 Monate nach dem Unfall, besteht eine deutliche Sprengung des kleinen Gelenkes, vermehrte Beweglichkeit der Elle, Knacken im Bereiche der distalen Elle-Speichenverbindung. Der abgerissene Griffelfortsatz der Ulna ist nicht vergossen, er ist nach radial disloziert. Obwohl die Radiusfraktur in guter Stellung vollkommen knöchern konsolidiert ist, muß dem Versicherten eine abgestufte Rente von 25 und 15% gewährt werden. (Nach 1 Jahr Tod an interkurrenter Erkrankung.)

V. K. ♂, geb. 1884; I. R. 66427. V-förmige Radiusfraktur der Epiphyse unter Aussprengung des distalen Fragmentes nach volar. Die Fraktur geht durch die Pfanne des kleinen Gelenkes. Navicularefissur. Abschluß mit abgestufter Rente 4 Monate nach Unfall. Nach einem Jahre remonstriert der Versicherte gegen die Herabsetzung der Rente, da vor allem die Rotationsbewegungen eingeschränkt und schmerzhaft seien. Die distale Articulatio radio-ulnaris ist mäßig deformiert, die Pfanne verbreitert, die Elle gegenüber dem Radius verlängert (deutliche Differenz gegenüber rechts). Auf dem Prozeßwege erhält der Versicherte eine höhere Rente zugesprochen, als sie ihm die Anstalt gewährte. Gegenwärtig beträgt ihre Höhe noch 10%, $4^{1}/_{2}$ Jahre nach dem Unfall. Auf Grund unserer Nachuntersuchung halten wir den Gerichtsentscheid für richtig; unzweifelhaft wurde anfänglich die Störung von seiten des geschädigten Radioulnargelenkes zu wenig berücksichtigt.

R. L. ♂, geb. 1889; I. R. 72542. Der Versicherte glitt aus und blieb mit der linken Hand an einer Waggonkante hängen. Diagnose: Distorsio manus. Bei der kreisärztlichen Untersuchung nach einem Monat wurde im Röntgenbild eine Aussprengung an der dorsalen Kante des Radius festgestellt. Die Fraktur reichte in die Incisura ulnaris radii hinein. Nach 3monatiger Heildauer Abschluß mit degressiver Rente von 35, 20 und 10%. Bei der Revisionsuntersuchung nach 10 Monaten bestand eine deutliche Druckempfindlichkeit und mäßige Lockerung im Bereiche des distalen Radioulnargelenkes, mäßig eingeschränkte Bewegungsfähigkeit, Kraftlosigkeit beim Faustschluß. Im Röntgenbild war die Fraktur vollkommen vergossen, das kleine Gelenk leicht gesprengt. Die Ulna gegenüber dem Radius relativ verlängert. Die Beschwerden waren vor allem durch die Schädigung der distalen Radioulnarverbindung bedingt. Offenbar wurde der Discus an seinem radialen Ansatz durch den Pfannenbruch mitverletzt. Die 10% Rente mußte weiterhin gewährt werden.

Wenn es primär, anläßlich des Unfalles, zur schweren Sprengung der distalen Radioulnarverbindung gekommen ist durch erhebliche Fragmentverlagerungen, so können trotz exakter Reposition und knöcherner Konsolidation der Fraktur

später noch wesentliche Beschwerden fortbestehen, die durch
das Zerreißen der Dreieckplatte und des Bandapparates zu erklären sind, wie das folgende Beispiel zeigt.

Sch. G. ♂, geb. 1889; I. R. 59702. Querfraktur des Radius an typischer Stelle
mit erheblich dorsaler Dislokation und Rotation des distalen Fragmentes mit
Luxation im distalen Radioulnargelenk. Zwischen der Gelenkfläche des ausge-
brochenen Radiusfragmentes und der distalen Gelenkfläche des Ellenköpfchens
besteht eine Differenz von 10 mm. Die Elle steht um die ganze Höhe ihres Köpfchens gegenüber der Radiusgelenkfläche nach distal. Die Reposition gelingt gut.
Trotz normaler Konsolidation sind die Beschwerden und Funktionsstörungen
(Schmerzen und Lockerung im kleinen Gelenk) dermaßen stark ausgesprochen,
daß dem Versicherten eine abgestufte Rente von 50—15% gewährt werden muß,
die gegenwärtig, nach 6 Jahren, noch nicht aufgehoben werden kann.

Bei jugendlichen Verletzten sind Spätstörungen von seiten
der distalen Radioulnarverbindung auch nach größten Disloka-
tionen relativ selten nachzuweisen. Das in diesem Alter noch sehr
elastische Discusgewebe leistet offenbar einer traumatischen Zerreißung großen Widerstand. Beispiele:

D. E. ♂, geb. 1916; VI/1132/33. Radiusepiphysenfraktur mit Dislokation des
peripheren Fragmentes nach radial und dorsal. Abriß des Processus styloides ulnae
ohne große Dislokation. Die distale Radioulnarverbindung ist verbreitert. Trotz
ungenügender Reposition nur geringfügige Beschwerden.

H. A. ♂, geb. 1921; VI/1400/39. Vollkommene Epiphysenlösung am Radius.
Die Epiphyse liegt dorsal und ulnar. Die Hand ist nach dorsal luxiert. Reposition
gelingt befriedigend. Abschluß ohne Rente.

P. R. ♂, geb. 1913; VI/698/33. Teilweise Radiusepiphysenlösung mit Sprengung des kleinen Gelenkes. Obwohl die Reposition nicht ideal ist, kann der Fall
mit einer kleinen Übergangsrente abgeschlossen werden.

Die folgenden Fälle sollen die Mannigfaltigkeit der durch
den klassischen Radiusbruch im kleinen Gelenke ge-
schaffenen röntgenologisch darstellbaren Veränderungen dartun, ohne daß wir hier im einzelnen näher auf die Krankengeschichten eingehen wollen. Es handelt sich auch hier wieder
nur um solche Fälle, bei denen die Verletzung der distalen Radioulnarverbindung zu subjektiven Beschwerden und klinischen
Symptomen führte, die zum Teil längere Zeit nicht beachtet wurden.

Abb. 30 (I. R. 56842; 32jähr., ♂). Frische Radiusgriffelfortsatzfraktur mit
geringgradiger Sprengung des kleinen Gelenkes. Klinisch: Abnorme Verschieblichkeit, Schmerzen im Gelenk und Knacken.

Abb. 31 (I. R. 61346; 55jährig, ♂). Abb. 32 (I. R. 61300; 53jähr., ♂) und
Abb. 33 (I. R. 59232; 49jähr., ♂) bringen Sprengungen des Gelenkes in verschiedenen Graden, Plusvariante der Ulna, mannigfaltige Deformie-
rungen von Gelenkkopf und -Pfanne.

Abb. 34 (I. R. 21428; 37jähr., ♂) orientiert über einen Spätzustand, 10 Jahre
nach der Fraktur mit ausgesprochenem Reiben im kleinen Gelenk bei Rotationsbewegungen.

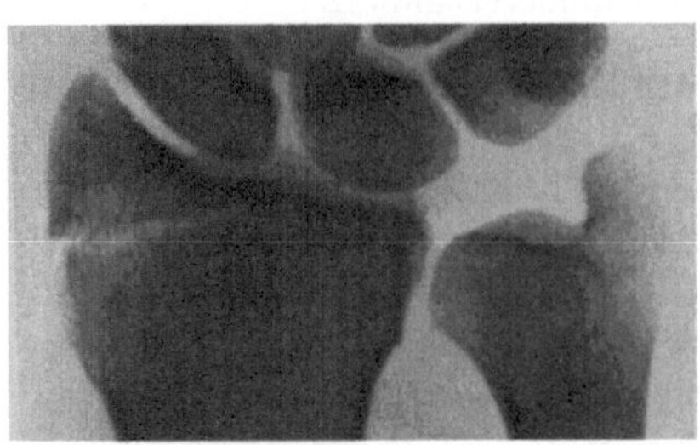

Abb. 30. Frische Fraktur des Griffelfortsatzes des Radius. Mäßige Sprengung des kleinen Gelenkes. (I. R. 56842.)

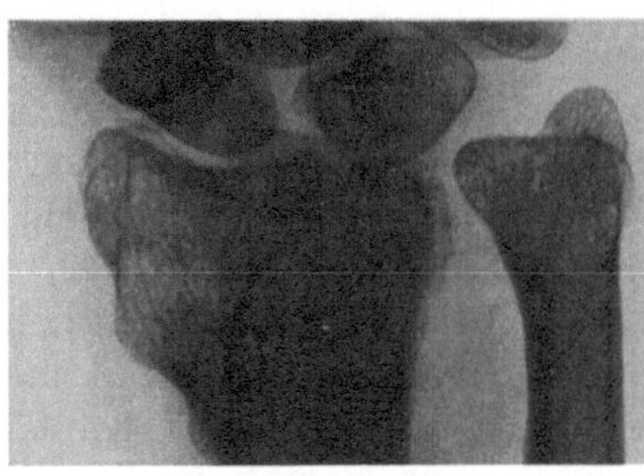

Abb. 31. Status nach Schrägfraktur der Radiusepiphyse. Sprengung des kleinen Gelenkes. Deformation der Pfanne 2 Monate nach Unfall. (I. R. 61346.)

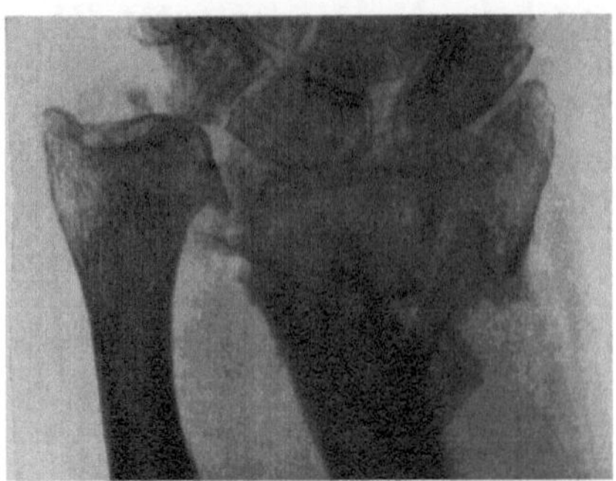

Abb. 32. Status nach schwerer Zertrümmerungsfraktur der Radiusepiphyse: Sprengung und bizarre Deformation des kleinen Gelenkes. Verkürzung des Radius. 2 Monate nach Unfall. (I. R. 613000.)

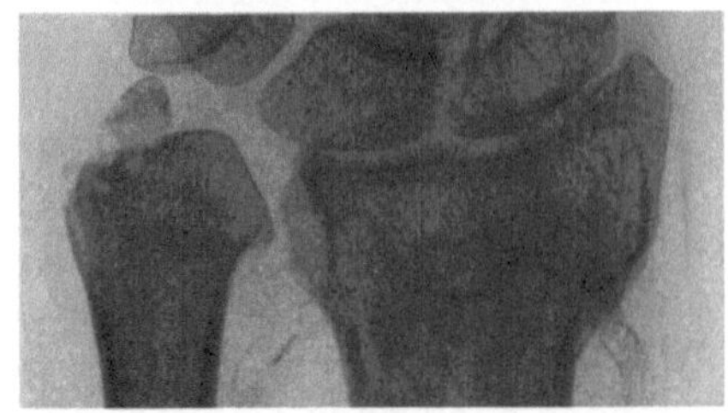

Abb. 33. Status nach Querfraktur der Radiusepiphyse. Abriß des Processus styl. ulnae. Sprengung des kleinen Gelenkes. Arthronosis deformans. 7 Monate nach Unfall. (I. R. 59232.)

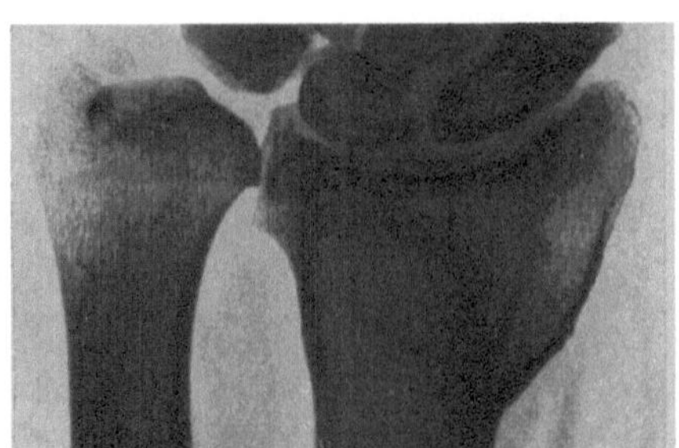

Abb. 34. Status nach Schrägfraktur der Radiusepiphyse. Abriß des Processus styl. ulnae. Sprengung und Deformation des kleinen Gelenkes. Verkürzung des Radius. 10 Jahre nach Unfall. (I. R. 21428.)

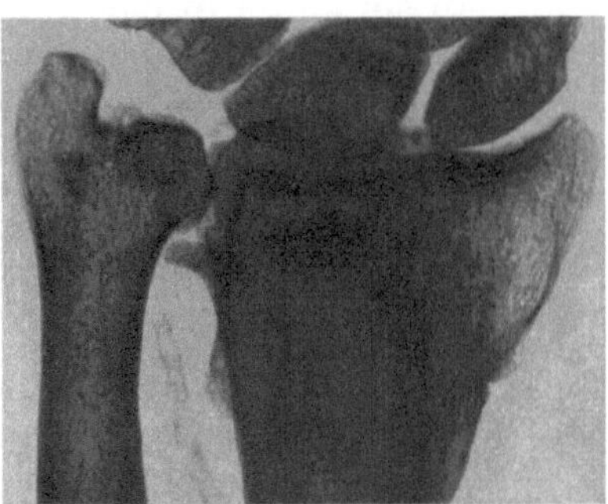

Abb. 35. Status nach Y-Fraktur der Radiusepiphyse. Sprengung des kleinen Gelenkes und Deformation. Verkürzung des Radius. 6 Jahre nach Unfall. (I. R. 36983.)

Abb. 35 (I. R. 36983; 56jähr., ♂) zeigt einen solchen nach 6 Jahren mit deutlicher Druckempfindlichkeit der distalen Radioulnarverbindung.

Der Einfluß der Verletzung des distalen Radioulnargelenkes beim klassischen Radiusbruch auf die Invalidität geht aus der Überprüfung des weiteren Schicksals solcher Verunfallten hervor. Bei den Epiphysenfrakturen, bei denen nach Abschluß des Heilverfahrens keine Läsion des kleinen Gelenkes nachgewiesen werden konnte (keine Sprengung, keine Verkürzung des Radius) wurden rund 80% ohne Rente abgeschlossen. In jenen Fällen dagegen, wo auch nach Beendigung der ärztlichen Behandlung einwandfreie Veränderungen am distalen Radioulnargelenk bestanden, wie wir sie früher eingehend geschildert haben, war nur in rund 11% keine Invalidität vorhanden.

Bei den Radiusschaftbrüchen mit ihren oft erheblichen Verkürzungen der Speiche ist uns auch nach erfolgter guter Reposition die lang andauernde Schmerzhaftigkeit des kleinen Gelenkes besonders aufgefallen. Gerade hier werden manchmal selbst von erfahrenen Ärzten nach unseren Beobachtungen die Beschwerden der Verletzten nach erfolgter Bruchheilung nicht verstanden, bis endlich die Feststellung einer abnormen Verschieblichkeit, eines Knackens im kleinen Gelenk und der dorthin lokalisierte Rotationsschmerz zur richtigen Diagnose führen. Die schweren Zerreißungen im Bandapparat und am Dreieckknorpel, die bei diesen erheblichen Verkürzungen unbedingt entstehen müssen, können auch nach erfolgter guter Reposition noch lange Beschwerden und Funktionsstörungen hinterlassen. Das Röntgenbild mit einer normalen Stellung des Radius zur Ulna darf hier nicht verleiten, den Angaben des Verletzten Mißtrauen entgegenzubringen. Wenn man in allen diesen Fällen auf diese Beschwerden achtet, so wird man sie kaum in einem Falle nach Abschluß der knöchernen Konsolidation vermissen.

Wenn das Röntgenbild einer Veränderung im kleinen Gelenk erkennen läßt, so liegen die Verhältnisse vollends klar.

H. O. ♂, geb. 1882; I. R. 71799. Schwere splitternde Schrägfraktur im distalen Schaftdrittel, Abriß des Griffelfortsatzes der Elle, Sprengung des kleinen Gelenkes. Nach anfänglich guter Stellung verschoben sich die Fragmente wieder, der Schaden mußte mit einer hohen, degressiven Rente abgeschlossen werden (50, 40, 30%). Bei der Rentenrevision, 14 Monate nach dem Unfall, zeigten sich (Abb. 36) neben der Dislokation der vergossenen Radiusfraktur und dem Abriß des Griffelfortsatzes der Elle: schwerste Sprengung des kleinen Gelenkes, Verkürzung des Radius, vermehrte Beweglichkeit im Radioulnargelenk, Knakken daselbst und Schmerzhaftigkeit, spontan und auf Druck in der distalen radio-ulnaren Verbindung. Hier erfolgte primär eine Zerreißung der

Dreieckplatte und der übrigen Bandapparate des kleinen Gelenkes. Diese schwere Verletzung führt auch weiterhin zur Ausrichtung einer relativ hohen Rente.

Wie man durch Verkennung von Schädigungen des distalen Radioulnargelenkes bei Radiusschaftfrakturen den Verletzten unrecht tun kann, belegt folgendes Beispiel:

G. D. ♂, geb. 1893; I. R. 50215. Schrägfraktur der Speiche zwischen mittlerem und distalem Drittel. Nach $2^1/_2$ Monaten ist die Fraktur konsolidiert. Der Versicherte klagt andauernd über starke Schmerzen in der Handgelenkgegend, die sich der behandelnde Chirurg nicht recht erklären kann. Er hält den Versicherten für einen Aggravanten. Trotzdem wird eine degressive Rente von 20, 10 und 5% beantragt und ausgerichtet. Bei den späteren Rentenrevisionen nach 6 Monaten und 2 Jahren findet man ein gelockertes distales Radioulnargelenk, Knacken im Gelenk bei Rotation und im Röntgenbild geringe Sprengung der distalen Radioulnarverbindung sowie Verlängerung des Radius. Diese einwandfreie Schädigung des kleinen Gelenkes bei guter knöcherner Konsolidation des Schaftbruches erklärt die Beschwerden restlos.

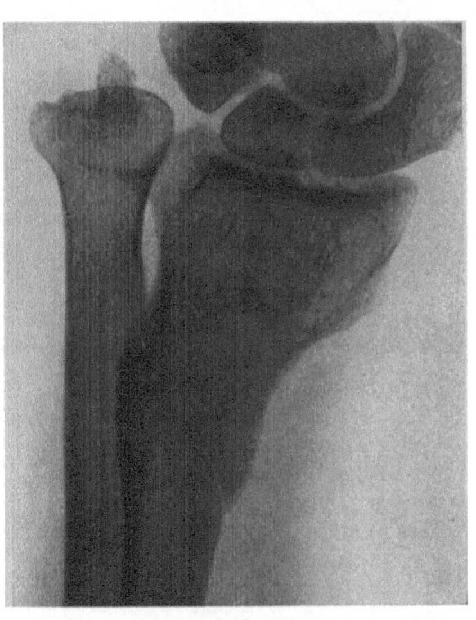

Abb. 36. Status nach distaler Radiusschaftfraktur, 14 Monate nach Unfall. Schwere Sprengung des kleinen Gelenkes. Verkürzung des Radius. (I. R. 71799.)

Die folgenden Bilder mit zum Teil ganz erheblichen Zerreißungen des kleinen Gelenkes, die in der Regel die Verletzung beim Radiusbruch loco classico in ihrem Ausmaße übertreffen, stammen von Verletzten mit einwandfreien klinischen Symptomen von seiten des distalen Radioulnargelenkes, wie wir sie früher eingehend geschildert haben, so daß sich ein Eingehen auf die Krankengeschichten erübrigt. (Abb. 37—40.)

Abbrüche des Radiusköpfchens können zu einer Verkürzung der Speiche und damit folgemäßig zu Störungen in der distalen radioulnaren Verbindung Veranlassung geben, die bisher zweifellos zu wenig Beachtung fanden. Dasselbe gilt naturgemäß auch für jene Fälle, bei denen aus therapeutischen Indikationen zu einer Entfernung des Radiusköpfchens geschritten wird. Wegen dieser typischen Spätschädigung nach Köpfchenexstirpationen sollte man dort, wo es angängig ist, eher konservativ vorgehen. Wir kommen im Abschnitt „Therapie" darauf zurück.

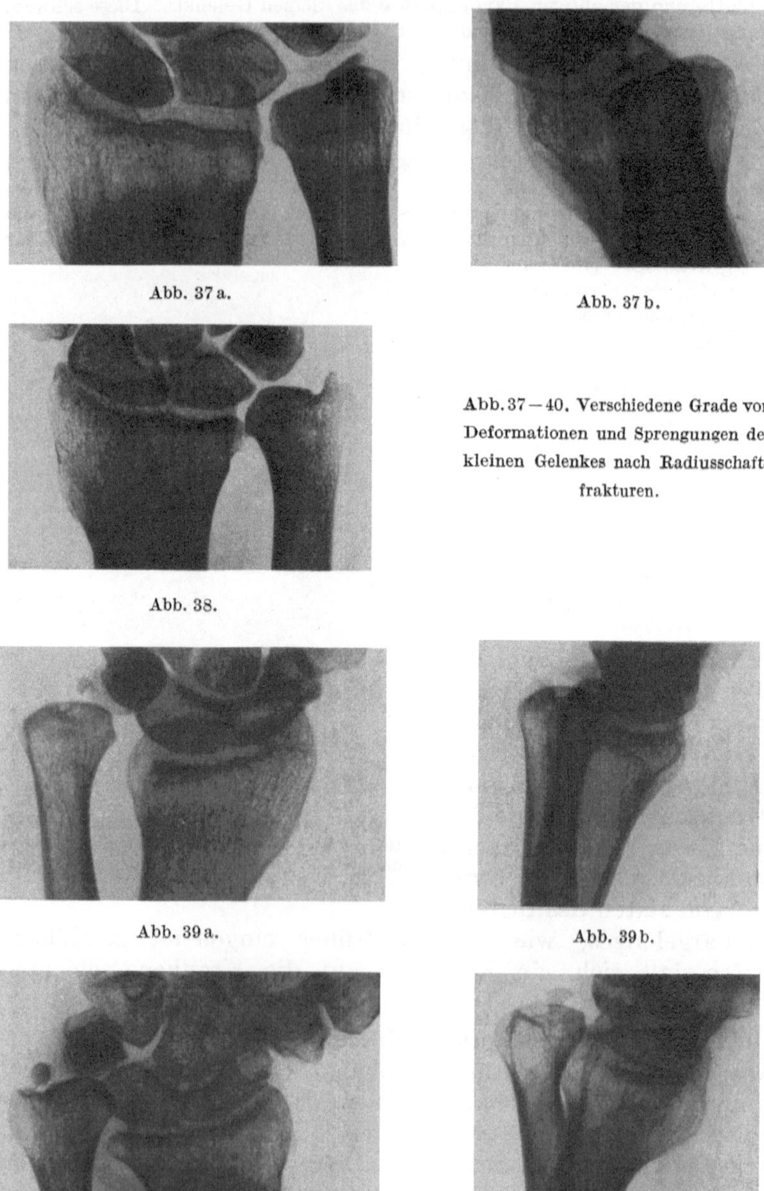

Abb. 37 a.

Abb. 37 b.

Abb. 38.

Abb. 37—40. Verschiedene Grade von Deformationen und Sprengungen des kleinen Gelenkes nach Radiusschaftfrakturen.

Abb. 39 a.

Abb. 39 b.

Abb. 40 a.

Abb. 40 b.

Abb. 41 gibt das Bild einer Lockerung, Subluxation und Arthronosis deformans des kleinen Gelenkes mit abnormer dorso-volarer Beweglichkeit und eingeschränkter Supination rund 20 Jahre nach einer Fraktur des Radiusköpfchens wieder.

Neben den von *Thomsen* mitgeteilten Spätschädigungen im Handgelenk nach Köpfchenexstirpationen wird neuerdings von *King* an Hand von Nachuntersuchungen bei 13 Fällen, wo die Resektion des Radiusköpfchens 2 Monate bis 18 Jahre zurücklag, über solche Spätfolgen berichtet. In 11 Fällen zeigte das Röntgenbild eine proximale Verschiebung des Radius, bei 2 Fällen fehlte sie deshalb, weil eine Ankylose der beiden Vorderarmknochen am oberen Ende bestand. 5 Patienten klagten andauernd über Schmerzen und Schwere im Handgelenk.

Bei der Besprechung der Therapie werden wir nochmals auf diese Verletzungsart zurückkommen (Seite 74 ff.).

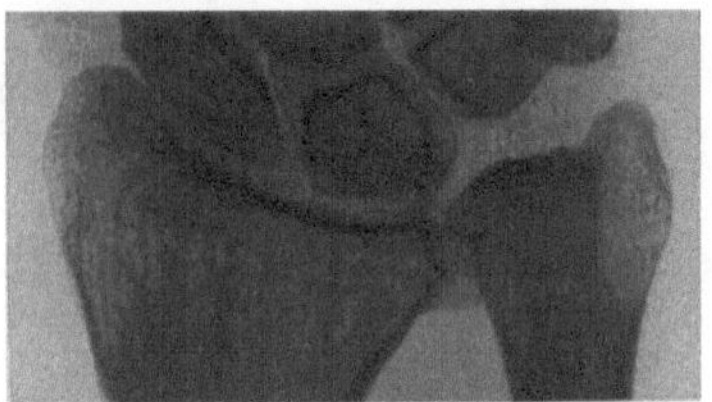

Abb. 41. Status nach alter Radiusköpfchenfraktur: Lockerung und Deformation des kleinen Gelenkes. Plusvariante der Elle, rund 20 Jahre nach der Verletzung. 47jähr., ♂. (I. R. 70535.)

Zusammenfassend kann zur Frage „Speichenbruch und distales Radioulnargelenk" kurz folgendes gesagt werden:

1. Bei allen Frakturen des Radius, die zu einer Störung im ursprünglichen Längenverhältnis zwischen Speiche und Elle führen, kommt es aus zwingenden mechanischen Gründen zu Veränderungen in der distalen Verbindung zwischen den beiden Vorderarmknochen.

2. Am distalen Ende sind es vor allem Quer- und Schrägbrüche, abgesehen von schweren Zertrümmerungsfrakturen, die zu einer Sprengung des kleinen Gelenkes führen. Einrisse im Bereiche der Incisura ulnaris radii (= Pfanne des Radioulnargelenkes) werden nicht selten übersehen.

Schaftbrüche zeigen in der Regel stärkere Zerstörungen im kleinen Gelenk als Epiphysenfrakturen.

Bei Radiusköpfchenfrakturen (mit primärer Verkürzung oder sekundärer Exstirpation des Köpfchens) treten die Erscheinungen im Handgelenk immer erst nach Ablauf von einigen Monaten oder Jahren ein.

3. Die traumatisch bedingten frischen Veränderungen im distalen Radioulnargelenk bei Radiusfraktur sind: Subluxation bei Luxation der Elle nach dorsal, volar oder distal. Totale oder teilweise Zerreißung des Discus articularis und seiner Haltebänder. Einrisse in die Gelenkkapsel. Gelenkfrakturen und -fissuren.

4. Spätfolgen können nach mangelhafter Reposition auftreten. Es finden sich aber auch nach gelungener Reposition Störungen, wenn es sich primär um schwere Verletzungen im Bereiche der distalen Radioulnarverbindung handelte. Als Späterscheinungen kommen in Betracht: Lockerung des kleinen Gelenkes. Einschränkung der Bewegungsfähigkeit, besonders der Rotation. Schmerzhaftigkeit im distalen Radioulnargelenk, Schwäche der Hand. Ihre anatomischen Grundlagen sind: Störung der Gelenkmechanik durch Subluxationsstellungen; Arthritis deformans, Defekte, Narben, Adhäsionen im Bereiche der Dreieckplatte (s. Abschnitt 6 und 7, Seite 44ff.).

5. Diese Störungen werden nicht selten verkannt, die Patienten werden zu Unrecht der Aggravation beschuldigt.

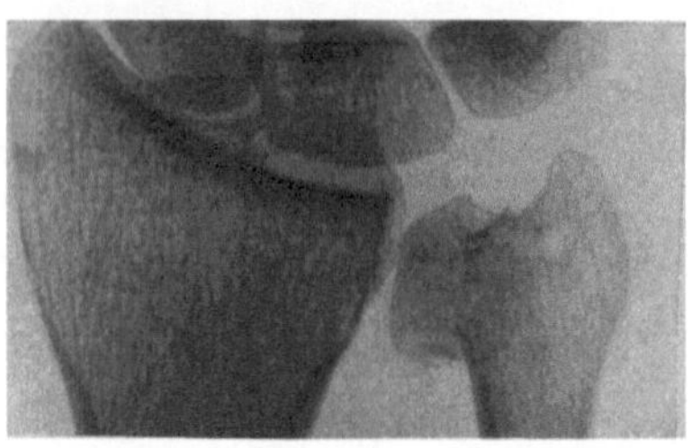

Abb. 42. Status nach isolierter Fraktur des Ellenköpfchens; frische Fraktur. (III/3850/38.)

6. Bei der Therapie der Radiusfrakturen sind die Erfahrungen über die Schädigung der distalen radioulnaren Verbindung entsprechend zu berücksichtigen (s. Abschnitt 8, Seite 74ff.).

Bei isolierten Brüchen der Ulna sind die Störungen von seiten des kleinen Gelenkes meist geringgradiger, es sei denn, es handle sich um eine intraartikuläre Ellenköpfchenverletzung, wie sie Abb. 42 zeigt (36jähr. ♂ III/3850/38).

Auch bei isolierten Abrissen des Processus styloides ulnae können beträchtliche Schädigungen des kleinen Gelenkes auftreten. Maßgebend für den Grad der Gelenkverletzung ist die Lokalisation der Fraktur. Je nach der Höhe der Bruchstelle kommt es zu mehr minder starken Lockerungen der Dreieckplatte an ihrem ulnaren Ansatz und damit zur Sprengung des kleinen Gelenkes, Längenverschiebungen der Ulna und posttraumatischen arthronotischen Erscheinungen. Abrisse im distalen Teile des Ellengriffelfortsatzes können unter Umständen, auch wenn keine knöcherne Konsolidation eintritt, relativ beschwerdefrei, auf alle Fälle ohne vorübergehenden oder gar Dauerschaden verlaufen, da die Dreieckplatte durch diese Verletzungen in ihrer Verankerung nicht gelockert wird. Dafür haben wir in unserem Verletztengut genügend Belege. Anders liegen die Verhältnisse bei Aussprengungen an der Basis des Griffelfortsatzes, wie die folgenden Beispiele zeigen.

K. H. ♂, geb. 1904; I. R. 49759. Abriß des Processus styloides ulnae unmittelbar über der Basis nach Sturz auf die Hand. Im Laufe der Monate entwickelte sich eine Pseudarthrose. Plusdistanz der Ulna von 4 mm. Sprengung des kleinen Gelenkes. Diesen röntgenologisch sichtbaren Schädigungen des distalen Radioulnargelenkes entsprechen klinisch lang andauernde Schmerzen in der Gegend des Griffelfortsatzes der Elle und in der Mitte des Handgelenkes (Gegend des kleinen Gelenkes). Deswegen mußte dem Verletzten während 4 Jahren eine degressive Rente von 20 und 15% entrichtet werden.

B. A. ♂, geb. 1883; I. R. 61741. Distorsion des rechten Handgelenkes durch Sturz. Heildauer 14 Tage. Nach 5 Monaten treten erneut starke Schmerzen auf, und zwar in der Gegend des kleinen Gelenkes, dorsal und volar, in der Ruhe, auf Druck und bei Bewegungen, besonders bei der Pro- und Supination. Knacken im kleinen Gelenk. Ulna nirgends schmerzhaft. Ein Röntgenbild ergab eine Pseudarthrose des an seiner Basis abgerissenen Ellengriffelfortsatzes. Verkürzung des Radius von 4 mm. Offenbar erfolgte die Fraktur anläßlich des vor 5 Monaten gemeldeten Unfalles. Das nach volar verlagerte Fragment wurde operativ entfernt. Die Beschwerden gingen darauf nicht zurück. Das kleine Gelenk blieb andauernd schmerzhaft, es entwickelte sich im Laufe der folgenden 2 Jahre dort eine röntgenologisch faßbare Arthritis deformans. Unzweifelhaft kam es bei dem Sturz auf die Hand neben der Knochenläsion zu einer Lockerung im ulnaren Ansatz der Dreieckplatte, damit zu einer Schädigung des Radioulnargelenkes mit einer im Laufe der Jahre eintretenden posttraumatischen Arthritis deformans. Deswegen mußte dem Versicherten eine Rente von 10% gewährt werden, die nun bereits im 5. Jahre läuft.

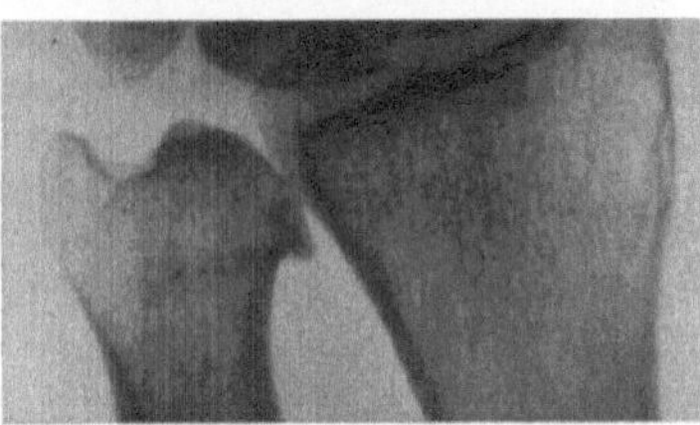

Abb. 43. Status nach Vorderarmfraktur im distalen Drittel, 3 Jahre nach Verletzung. Arthritis deformans des kleinen Gelenkes. (I. R. 60607.)

Bei den Brüchen beider Vorderarmknochen treffen wir manchmal dieselben Veränderungen und Beschwerden am kleinen Gelenk wie bei den Radiusfrakturen, so daß wir darauf nicht näher eintreten müssen. Durch den gleichartigen Bruch beider Knochen wird aus bekannten mechanischen Gründen die distale Verbindung der beiden Streben nicht gelockert, so daß man öfter, auch bei schwersten Deformationen im Schafte, keinerlei Symptome — weder klinisch noch röntgenologisch — von seiten des distalen Radioulnargelenkes beobachtet. Es kann aber auch einmal zu Spätveränderungen kommen, ohne daß primär eine Verletzung des kleinen Gelenkes festgestellt war.

So zeigt Abb. 43: Arthritische Deformation des Ellenköpfchens — das zur Zeit des Unfalles vollkommen normale Gestalt aufwies — 3 Jahre nach einer Vorderarmfraktur im distalen Drittel, allerdings ohne jeglich klinische Erscheinungen, so daß die anfänglich degressive Rente (20—5%) schließlich aufgehoben werden konnte (I. R. 60607; ♂, geb. 1886).

d) Das Radioulnargelenk bei Distorsionen und Kontusionen des Handgelenkes sowie bei Handwurzelfrakturen.

Das kleine Gelenk wird nicht nur bei Verletzungen, die eine grobmechanische Störung seiner Gelenkkörper (Elle und Speiche) bedingen, in Mitleidenschaft gezogen, sondern auch nach Prellungen, Quetschungen, Verstauchungen usw. in der Gegend des Carpus. Dabei kann es allein betroffen werden, oder es sind noch andere Läsionen daneben festzustellen, so daß es manchmal schwer hält, die eigentlichen Verletzungen zu differenzieren (Handgelenksverstauchungen, Handwurzelbrüche, Lunatumluxationen usw.).

An Leichenversuchen — zu einer Zeit, wo das bequeme Röntgenbild noch fehlte — (*Bonnet, Goyraud, Hönigschmied*) konnte festgestellt werden, daß durch bestimmte forcierte Bewegungen im Handgelenk die Dreieckplatte abgerissen wird, entweder mit dem Processus styloides ulnae oder ohne jeglichen Knochenbruch. Ferner beobachtet man Einrisse im Bandapparat des kleinen Gelenkes und am Recessus sacciformis. *Steinmann* u. a. (früher zitiert) weisen darauf hin, daß die Läsion des Discus articularis oder abgesprengte Knorpelstücke, die Beschwerden nach Distorsionen recht hartnäckig gestalten können. In der jüngsten Zeit beschäftigten sich vor allem französische Autoren mit der Läsion des Dreieckknorpels nach Verstauchungen (*Guillermo, Peycelon*). Im allgemeinen sind aber die Angaben im Schrifttum über dieses Gebiet der Handverletzungen recht spärlich. Das Röntgenbild ließ hier — wie noch an vielen anderen Orten — die Bedeutung der Weichteile vernachlässigen, die Rolle der Dreieckplatte wurde im Gegensatze zu anderen Menisken — man denke an die Riesenliteratur über die Kniegelenkzwischenknorpel — meist übersehen. In den letzten Jahren wurde von verschiedener Seite (*Ceelen, Niessen* u. a.) auf die Rolle des Discus in anderen Gelenken (Kiefer-Sternalgelenke) hingewiesen.

Wenn man sich die Anatomie des Handgelenkes vergegenwärtigt, so ist ohne weiteres zu verstehen, wie durch Stauchung oder forcierte Handbewegungen die Dreieckplatte eingerissen oder abgetrennt werden kann. Ganz besonders wird das dann der Fall sein, wenn die normale Elastizität der Scheibe oder die Form des Discus aus verschiedenen Ursachen, auf die wir später noch zu sprechen kommen, verändert ist.

So beobachtet man nach Distorsionen, die durch Sturz auf die dorsalflektierte Hand oder durch Kurbelrückschlag u. dgl. zustande gekommen sind, manchmal äußerst hartnäckige Beschwerden, die oft erst nach einem gewissen Intervall, nach Abklingen der primären Verletzungssymptome, auftreten, wie sie auf Seite 14ff. beschrieben wurden. Der Untersuchungsbefund entspricht in solchen Fällen zuweilen auch den dort geschilderten Symptomen. Besonders häufig fanden wir bei diesen Verletzten eine exquisite Schmerzempfindlichkeit unmittelbar distal des Ellenköpfchens im Gebiete des Discus articularis. Selten einmal kann es vorkommen, daß direkte Blockierungen der Drehbewegungen vorhanden sind, zeitweise vollständige oder teilweise Sperren.

Das Röntgenbild zeigt in vielen Fällen dabei keinerlei pathologischen Befund. Hier kann nur eine genaue klinische Untersuchung den Verletzten vor dem unberechtigten Vorwurf der Aggravation bewahren. Öfters findet man aber eine mehr minder deutliche Sprengung des Gelenkes, manchmal erklären alte Veränderungen im Bereiche des distalen Radioulnargelenkes die Persistenz der Beschwerden. Auf alle Fälle ist dringend zu empfehlen, bei allen längerdauernden Distorsionen eine Radiographie zu erstellen und dabei besonders auf das kleine Gelenk zu achten, dessen Lockerung nach Verstauchungen auch nach dem Urteil der Röntgenologen öfters übersehen wird (*Schinz*).

Differentialdiagnostisch kann bei solchen anfänglich unklaren Beschwerden nach Distorsionen, besonders wenn sie erst etwas später in Erscheinung treten, neben Knochenläsionen eine posttraumatische Dystrophie in Frage kommen (*Sudeck, Dubois, Iselin, Schüle* u. a.), die aber nie dermaßen lokalisierte Beschwerden aufweist.

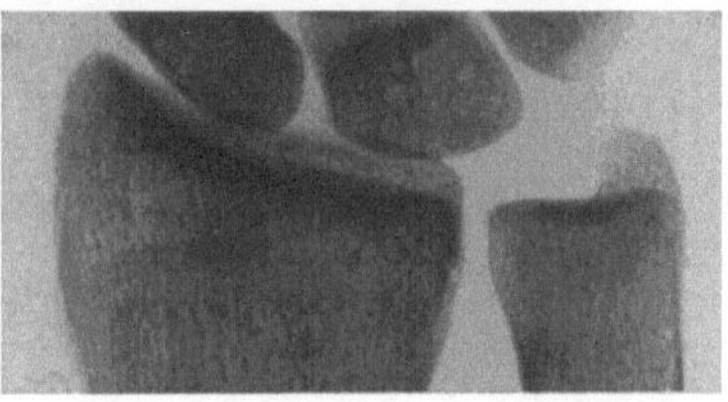

Abb. 44. Leichte Sprengung des kleinen Gelenkes nach Distorsion. (I. R. 73112.)

Beispiele:

Bei Abb. 44 handelt es sich um einen 21 jähr. Jüngling, dem nach einer erheblichen Distorsion des Handgelenkes wegen sicherer Verletzung der distalen Radioulnarverbindung (abnorme Beweglichkeit, Schmerzhaftigkeit) eine Rente zugesprochen werden mußte (I. R. 73112). Eine Verletzung der Knochen ist nicht zu erkennen, dagegen eine mäßige dorsale und seitliche Verschiebung der Elle. Es handelt sich hier ohne Zweifel um eine teilweise anatomische Schädigung des Dreieckknorpels, der aber bei dem jugendlichen Individuum noch elastisch und dick genug war, um eine völlige Zerreißung zu verhindern, so daß eine Verschiebung der Elle distalwärts nicht stattfinden konnte.

Als Beispiele von Läsionen des kleinen Gelenkes ohne positiven Röntgenbefund dienen folgende Beobachtungen:

St. H. ♂, geb. 1905; VI/3963/39. Kurbelrückschlag an einem Traktor. Sofort heftigste Schmerzen, die auf die Dorsalseite des Handgelenkes und in die Gegend zwischen Ulna und Radiusepiphyse lokalisiert werden. Die klinische Untersuchung zeigt keine äußerlichen Veränderungen, dagegen Druckempfindlichkeit in der Tabatière, im Bereiche der ulnaren Seitenbänder des Handgelenkes und dorsal in der Gegend der radio-ulnaren Verbindung. Die Beweglichkeit der Elle gegenüber dem Radius ist im Vergleich zur nichtverletzten Seite gelockert. Bewegungsversuche sind hier schmerzhaft. Zeitweise spürt man ein Knacken im kleinen Gelenk. Röntgenbild o. B. Nach diesem Befunde nahmen wir mit Sicherheit eine geringgradige

Schädigung (Distorsion) des kleinen Gelenkes an, wahrscheinlich mit Läsion des Discus. Die Beschwerden klangen langsam ab. Eine Arbeitsaussetzung erfolgte nicht. Es handelt sich um einen jener Fälle, bei denen es im weiteren Verlaufe nun zu arthronotischen Veränderungen am Ellenköpfchen kommen kann, die man öfters ganz isoliert, ohne irgendwelche Zeichen von Arthronosis in anderen Gelenken, zu sehen bekommt.

K. E. ♂, geb. 1895; IV/3690/38. Distorsion des rechten Handgelenkes nach Motorkurbelrückschlag. Vor allem ist die Pro- und Supination stark schmerzhaft. Das distale Radioulnargelenk ist vermehrt beweglich und druckempfindlich. Kein Knacken. Das Röntgenbild zeigt einen negativen Befund. Die Arbeitsaussetzung erstreckte sich auf 2 Monate.

M. E. ♂, geb. 1899; VI/1173/39. Distorsion der rechten Hand durch Sturz. Langanhaltende Beschwerden, Kraftlosigkeit. Noch nach 1 Monat mäßige Schwellung des Handgelenkes. Druckempfindlichkeit besonders in der Gegend des Radioulnargelenkes und in der ulnaren Hälfte des Handgelenkspaltes (Discusgegend). Kompressionsschmerzen im kleinen Gelenk. Röntgenbild o. B. Arbeitsaussetzung 1 Monat.

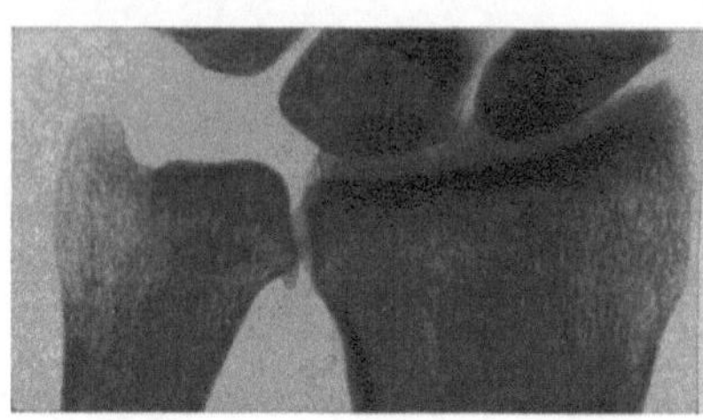

Abb. 45. Vorbestehende Arthritis deformans des kleinen Gelenkes. Schmerzhafter Schub nach frischer Distorsion. (VI/4336/39).

M. A. ♂, geb. 1883; I. R. 75955. Nach einer Distorsion des rechten Handgelenkes klingen die Beschwerden nach Monaten nicht ab. Behandlung und Begutachtung durch verschiedene Ärzte; Röntgenbilder ergeben immer einen negativen Befund. Nach 6 Monaten Begutachtung durch Prof. *Dubois*. Angaben des Versicherten: Schmerzhafte Schwäche im Handgelenk. Befund: Beweglichkeit der Hand normal. Bei maximaler Dorsalflexion und starker Pronation intensiver Schmerz in der Tiefe der Handwurzel. Röntgenbild negativ. „Mit dem klinischen Befunde zusammen — die ruhige, konstante und präzise Schilderung der Beschwerden läßt Aggravation ausschließen — muß demnach auf eine traumatische Schädigung des Discus articularis geschlossen werden." Degressive Rente 10—5%, Revision in 6 Monaten. — Später wird von einem anderen Begutachter die Diagnose auf Arthritis deformans des Daumenstrahles gestellt. Der Fall ist also nicht restlos geklärt. Unseres Erachtens ist aber die Diagnose des ersten Experten zum mindesten so wahrscheinlich wie die des zweiten. Wichtig scheint uns hier vor allem, daß die Frage einer Discusschädigung überhaupt in Erwägung gezogen wurde.

Den Einfluß vorbestehender Veränderungen im kleinen Gelenk bei einer Verstauchung zeigt folgender Fall:

St. E. ♂, geb. 1896; VI/4336/39. Schlag gegen die Vola der dorsalflektierten Hand durch einen zurückrutschenden Rollwagen. Heftige spontane Schmerzen in der Mitte des Handgelenkes, besonders zwischen Elle und Speiche. Druckempfindlichkeit proximal vom Ellenköpfchen dorsal. Keine abnorme Beweglichkeit im kleinen Gelenk. Supination etwas eingeschränkt. Das Röntgenbild (Abb. 45) zeigt keine frische traumatische Verletzung, dagegen eine deutliche Spornbildung an der proximalen Kante der Gelenkfläche; kleines Gelenk nicht gesprengt. Nach 4wöchiger Behandlung erfolgt Abschluß des Falles. Der Mann klagt aber auch nachträglich andauernd über hartnäckige Beschwerden an der gleichen Stelle, die durch die Arthritis deformans des Radioulnargelenkes — schmerzhafter Schub nach Traumatisierung — erklärt werden müssen. Ohne Zweifel war hier auch der Discus verändert, wie wir das in ähnlichen Fällen pathologisch-anatomisch nachweisen konnten (s. S. 44ff.).

Nur in seltenen Fällen ist durch eine operative Revision die Schädigung des Discus articularis nach distorsionellen Schäden nachgewiesen worden.

Hinrichsmeyer beobachtete bioptisch eine solche Läsion nach Zerrung und Verstauchung des Handgelenkes, die das Bild einer schnellenden Hand verursachte. Zwei Jahre nach einem Unfall, wobei die Hand zwischen einem Riemen und einer rotierenden Riemenscheibe eingeklemmt wurde — die primäre Arbeitsunfähigkeit betrug nur 10 Tage — traten zunehmende heftigste Schmerzen bei Drehbewegungen in der Gegend des kleinen Gelenkes auf, und zwar beim Übergang aus der Supination in die Pronation bei gleichzeitiger Volarflexion. Röntgenbefund normal. Bei der Operation fand sich ein stark verdickter dorsaler Discusrand, der sich bei der Supination gegen die distale Ellengelenkfläche anklemmte, von dieser zurückgehalten und dorsal rückwärts abgedrängt wurde. Bei der Pronation sprang der gespannte dorsale Rand plötzlich mit einem schnappenden Geräusch über den Rand der Circumferentia articularis ulnae vorwärts. Vom dorsalen Discusrand wurde eine Schicht entfernt und der verdünnte Discusrest an das Ligamentum radiocarpale dorsale genäht und dadurch distalwärts verzogen gehalten. So erreichte H. eine vollkommene Schmerzfreiheit.

Peycelon beobachtete eine Absprengung an der distalen Fläche des Ligamentum triangulare mit Abriß an der Basis des Griffelfortsatzes, ebenfalls mit Sperrsymptomen und Subluxation der Ulna nach dorsal. Durch die Entfernung des freien Körpers ist es zur völligen Heilung gekommen.

Auch *Guillermo* berichtet über eine erfolgreich durchgeführte operative Revision; er unterläßt aber eine nähere Beschreibung.

Nicht allzu selten beobachtet man, daß Gewalteinwirkungen, die zu Frakturen und Fissuren im Naviculare führen, wobei in der Mehrzahl der Fälle auch distorsionelle Schädigungen des Handgelenkes vorliegen, einwandfreie Verletzungen des kleinen Gelenkes zur Folge haben. Nach den im Vordergrund stehenden Veränderungen und der Schmerzhaftigkeit am Kahnbein fallen die Läsionen im distalen Radioulnargelenk oft nicht auf, obwohl dadurch hartnäckige, langandauernde Beschwerden nach Navicularefrakturen erklärt werden können. Manchmal verlaufen diese Mitverletzungen auch vollkommen symptomlos. Arthritische Erscheinungen im kleinen Gelenk, die man nicht so selten bei alten Navicularepseudarthrosen beobachtet, lassen erkennen, daß es öfters bei Kahnbeinbrüchen zu Verletzungen der Dreieckplatte und zu anderen Schädigungen im kleinen Gelenk kommt.

Beispiele: Abb. 46 zeigt eine deutliche Sprengung der Radioulnarverbindung mit leichter Dorsalverschiebung der Elle bei einer frischen Navicularefraktur (J. C. ♂, geb. 1913; I. R. 70002).

3*

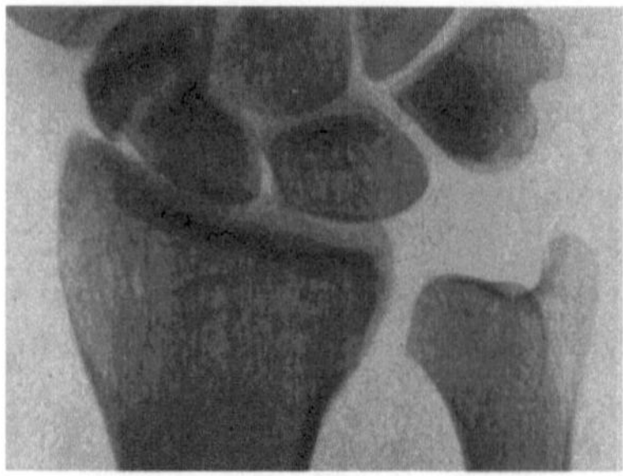

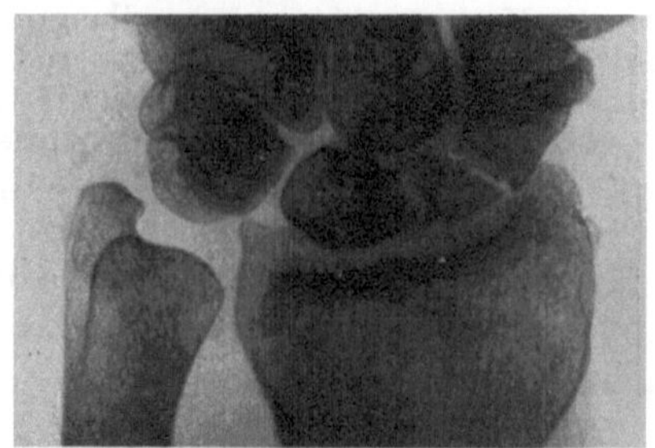

Abb. 46. Sprengung des kleinen Gelenkes bei frischer Navicularefraktur. (I. R. 70002.)

Abb. 47. Sprengung und Deformation des kleinen Gelenkes bei alter Navicularepseudarthrose. 4 Jahre nach dem Unfall. (I. R. 60682.)

Abb. 47 zeigt die Verhältnisse bei einer 4 Jahre alten Pseudarthrose des Kahnbeines mit Lockerung des Gelenkes und arthritischer Ausziehung an der Incisura semilunaris radii (E. M. ♂, geb. 1913; I. R. 60682).

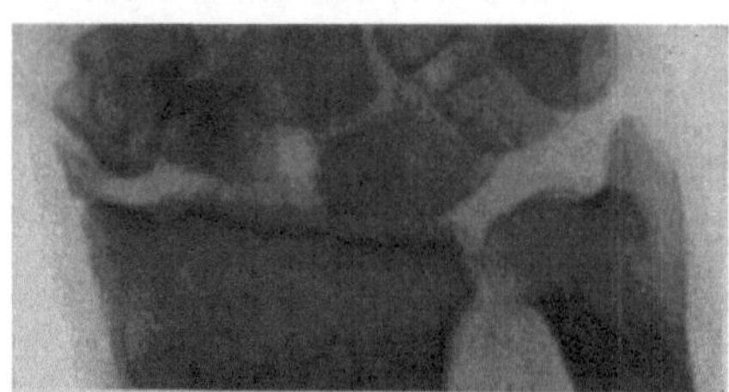

Abb. 48. Arthritis des kleinen Gelenkes nach alter Navicularepseudarthrose. (I. R. 59154.)

Abb. 48 zeigt arthritische Veränderungen am Ulnaköpfchen nach jahrealter Pseudarthrose des Kahnbeines (S. V. ♂, geb. 1875; I. R. 59154).

E. A. ♂, geb. 1903; III/10584/37. Navicularefraktur 1924. Das distale Radioulnargelenk ist vollkommen erhalten. 1938 findet sich eine Navicularepseudarthrose. Das kleine Gelenk ist jetzt deutlich arthritisch verändert (Randwulstbildung am Ulnaköpfchen).

Bei den Navicularefrakturen, die in unserem Beobachtungsgute in großer Zahl vorhanden sind, haben wir darauf geachtet, ob sich eine Beziehung zwischen Kahnbeinbruch und einer eventuellen Niveaudifferenz von Elle und Speiche vorfinde. Das kann mit Bestimmtheit verneint werden.

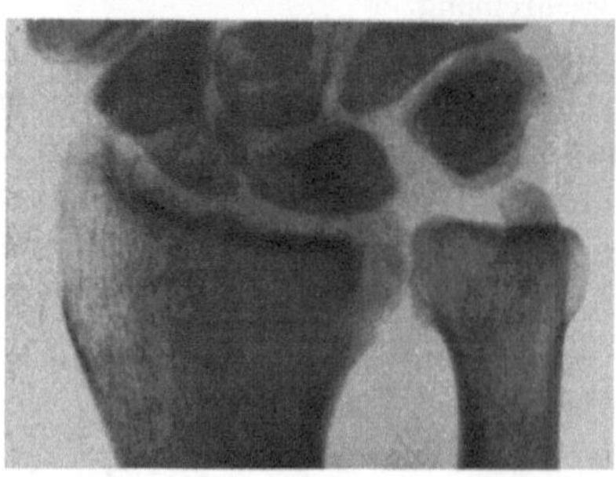

Abb. 49. Sprengung und Deformation des kleinen Gelenkes 3 Jahre nach erfolgter Reposition eines luxierten Mondbeines. (Fall B. E.)

Bei Lunatumluxationen kann es ebenfalls zu schweren Zerstörungen in der distalen radioulnaren Verbindung kommen.

So zeigt Abb. 49 ein gelockertes und im Bereich des Gelenkkopfes arthritisch verändertes Gelenk, 3 Jahre nach erfolgter Reposition einer Mondbeinverrenkung. Die Sprengung des Gelenkes war bereits im ersten Bilde zu erkennen, dagegen fehlten damals noch jegliche arthritischen Veränderungen. Es ist nicht ganz sicher, zu entscheiden, ob im Gelenk drin ein freier Körper liegt, der sich auf die Incisura radii projiziert.

Auch bei anderen Handwurzelverletzungen kann es gleichzeitig zu Verletzungen im kleinen Gelenke kommen.

Abb. 50 orientiert über eine Arthritis deformans ohne Sprengung (Randwulstbildung an der proximalen Kante der Ellengelenkfläche, Ausziehung an der Incisura ulnaris radii), 2 Jahre nach multiplen Handwurzelfrakturen und Absprengungen. (M. E. ♂, geb. 1879; I. R. 59323).

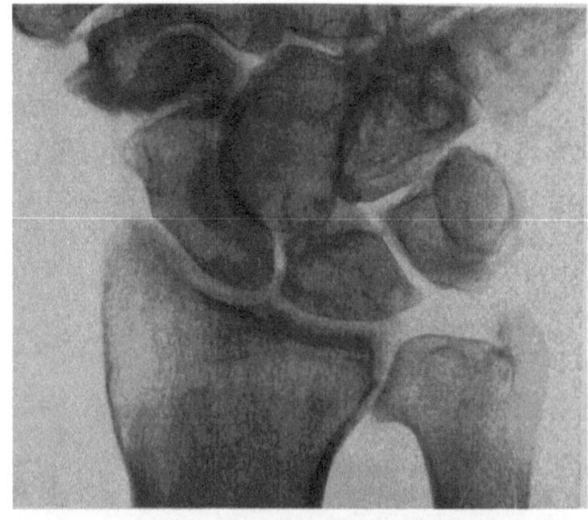

Abb. 50. Arthritis des kleinen Gelenkes 2 Jahre nach multiplen Frakturen im Bereiche der Handwurzel. (I. R. 59323.)

e) Lunatummalacie und kleines Gelenk.

Seit der Arbeit von *Hultén* wurde in der Erforschung der Ätiologie der Lunatummalacie wiederholt nach einem Zusammenhang zwischen Minusvariante der Elle (s. S. 13) und der *Kienböck*schen Erkrankung des Mondbeines gefahndet. *Hultén* fand unter 23 Fällen von Lunatummalacie in etwa 60% eine Minusvariante, größtenteils aber nur in einem Maße von 1—2 mm. *Bruchholz* konnte unter 38 Fällen 16mal eine Minusvariante feststellen, 2mal eine Plusvariante, in den übrigen fand sich eine Niveaugleichheit der beiden Vorderarmknochen. *van Eden* fand unter 19 Erkrankungen 12 ausgeprägte Minusvarianten. *Wette* beobachtete bei 122 Sammelfällen in etwa 26% eine deutliche Minusvariante. Wenn er auch nicht zu so hohen zahlenmäßigen Abweichungen von der Norm wie *Hultén* kommt, so ist die relative Verkürzung der Elle bei diesen Fällen von Lunatummalacie im Vergleich zum Normaltypus doch auffallend. *Joeck* bestätigt an 36 eigenen Fällen die Häufigkeit der Minusvariante (etwa 64%). Bei der Mehrzahl liegen aber die Differenzen nur um 2 mm herum, ein Unterschied, auf den wir, wie bei den Fällen von *Hultén*, nach dem auf S. 13 Gesagten, nicht allzu großes Gewicht legen möchten. Ähnliche Angaben über das Vorkommen der Minusvariante bei der Lunatummalacie geben *Blencke*, *W. Müller* und *zur Verth*.

Wir haben aus unserem Krankengut die Lunatummalacien nicht besonders herausgesucht, sondern nur die vereinzelten Fälle berücksichtigt, auf die wir während unseren Untersuchungen zufällig gestoßen sind. Unsere Angaben erheben deswegen absolut keinen Anspruch auf statistische Sicherheit. Immerhin ist es doch auffallend, daß unter 14 schweren Lunatumerkrankungen 10mal eine Minusvariante von 3—5 mm einwandfrei festgestellt werden konnte. In 3 Fällen wurde diese Veränderung beidseits beobachtet bei nur einseitiger Erkrankung. Besonders instruktiv gestalten sich die Verhältnisse im folgenden Falle:

Ch. H. ♂, geb. 1909; I/15735/29. Hier konnte während 10 Jahren der Verlauf röntgenologisch kontrolliert werden. Die verschiedenen Bilder, vor allem auch die Seitenaufnahmen, schließen eine zufällige Projektionsdifferenz, die diese Minusvariante vortäuschen würde, vollkommen aus (Abb. 51—52 a und b).

In Übereinstimmung mit früheren Untersuchern fällt auch uns die Häufigkeit der Minusvariante bei diesen Fällen auf, wenn man bedenkt, wie wenig man sonst bei normalen Handgelenken diese Differenzen feststellen kann (s. Seite 13). Auf die anatomi-

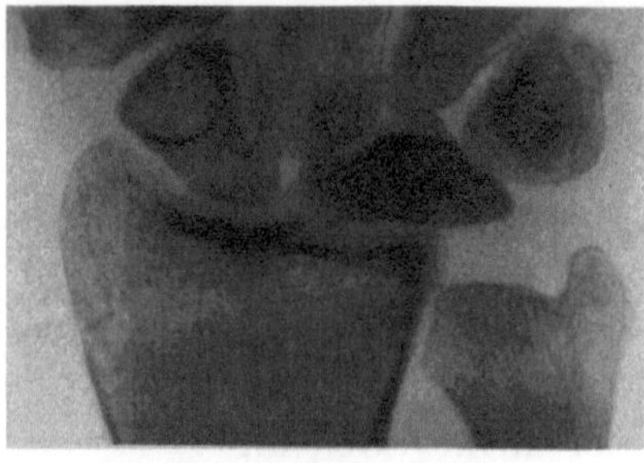

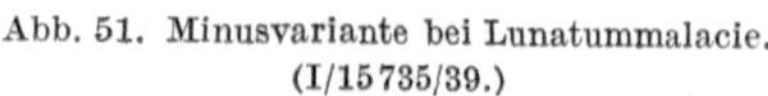

Abb. 51. Minusvariante bei Lunatummalacie. (I/15735/39.)

Abb. 52a. Gleicher Fall wie Abb. 51, 10 Jahre später.

Abb. 52b. Gleicher Fall wie Abb. 52a. Die Minusvariante gelangt im Seitenbild deutlich zur Darstellung.

Abb. 51.

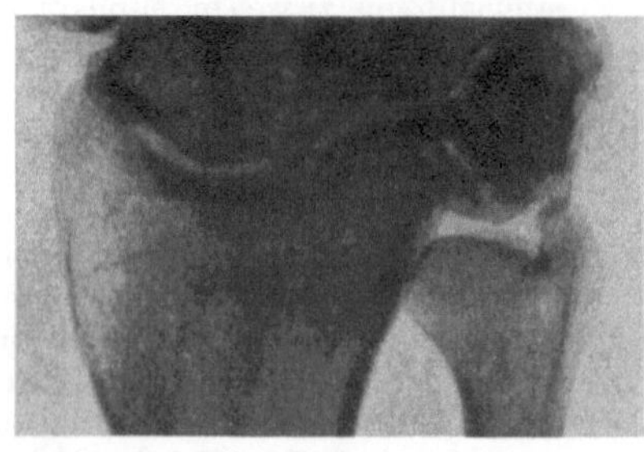

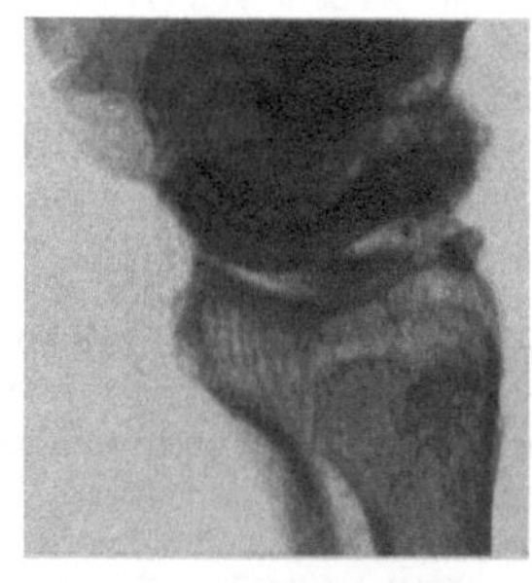

Abb. 52a.

Abb. 52b.

schen Grundlagen dieser Erscheinungen, ihre Bedeutung für die Genese der Lunatummalacie und ihre Berücksichtigung bei der Begutachtung, kommen wir später zu sprechen (Seite 68).

f) Corpus liberum im kleinen Gelenk.

Theoretisch ist anzunehmen, daß auch im distalen Radioulnargelenk, genau wie auch in anderen Gelenken, Corpora libera auftreten können: Absprengung von Knorpelbelag am Radius und Elle, Absprengung vom Discus, Veränderungen im Sinne einer Osteochondritis dissecans. Wahrscheinlich liegen den selten gesehenen zeitweisen Rotationsstörungen und gewissen knackenden Geräuschen solche Vorkommnisse zugrunde. Wir hatten Gelegenheit

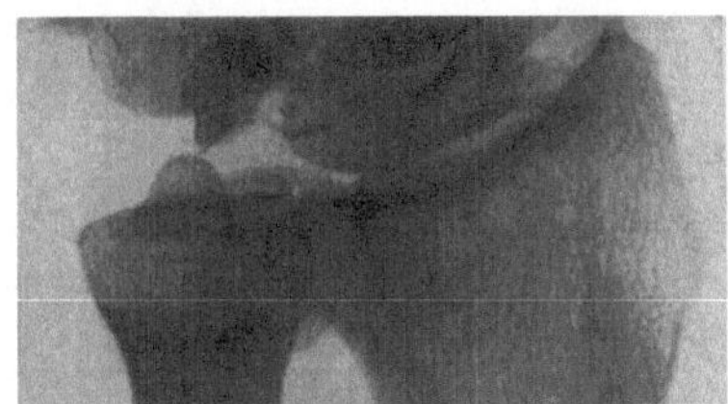

Abb. 53.

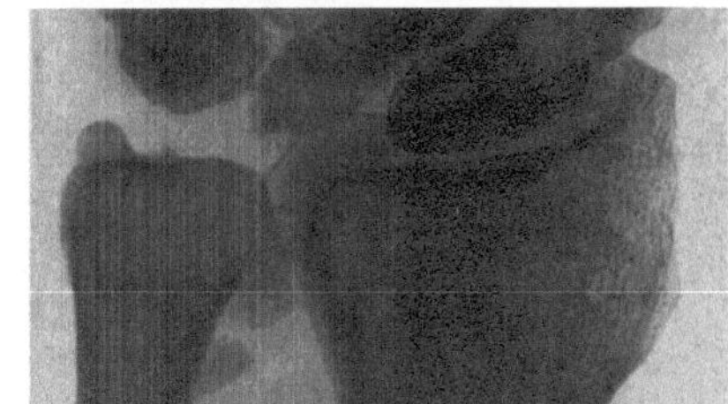

Abb. 54.

Abb. 53—57. Corpus liberum im kleinen Gelenk bei Mondbeinmalacie. Arthronose des
kleinen Gelenkes. Aufnahmen in verschiedener Projektion und nach Bewegungen.
(VI/11269/38.)

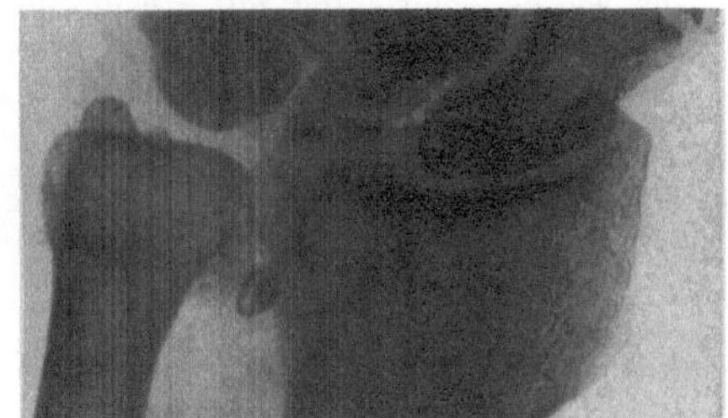

Abb. 55.

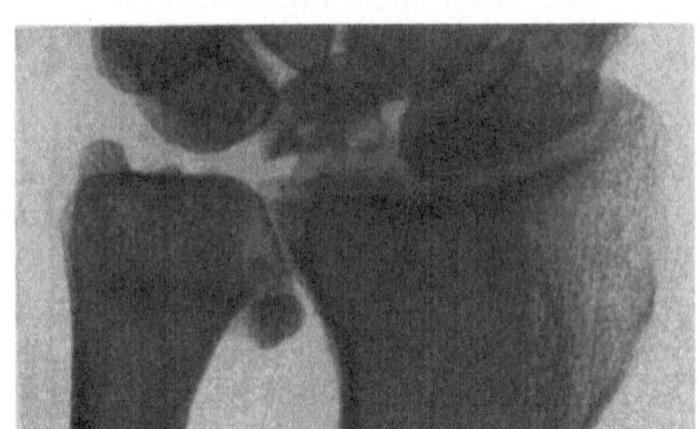

Abb. 56a.

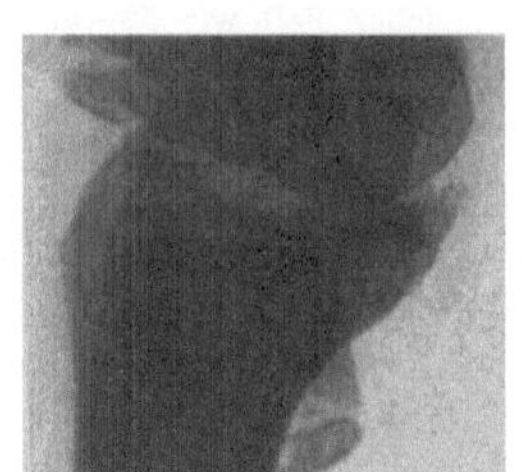

Abb. 56b.

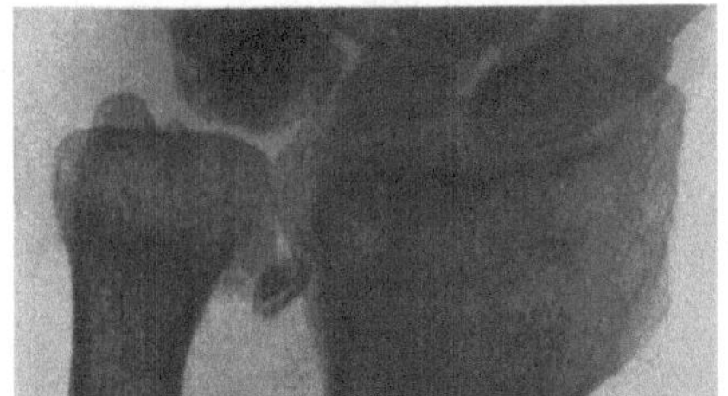

Abb. 57a.

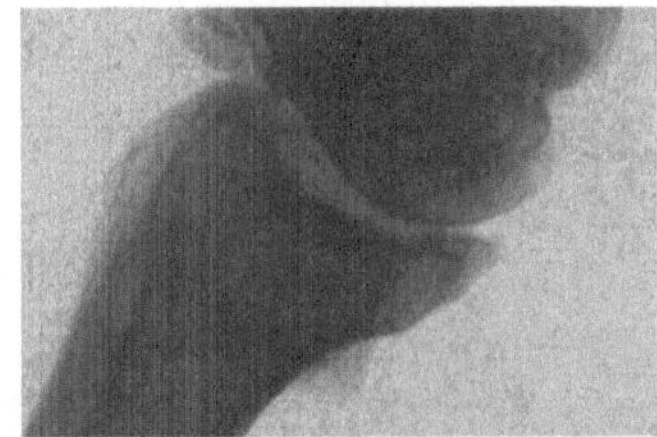

Abb. 57b.

einen einschlägigen Fall zu beobachten, bei dem wir auf Grund verschiedener Untersuchungen zur Annahme eines knöchernen Corpus liberum im kleinen Gelenk kamen. Die Seltenheit dieses Vorkommnisses rechtfertigt eine eingehendere Darstellung.

L. A. ♂, geb. 1895; VI/11269/38. 1923 Sturz aus 5 m Höhe auf die ausgestreckten Hände. Diagnose: Distorsio beider Hände. Es wurde damals keine Radiographie gemacht, obwohl etwa 3 Monate Arbeitsunfähigkeit bestand. Seit 2—3 Jahren fiel es dem Versicherten auf, daß das linke Handgelenk nach gewissen Bewegungen — besonders bei der Rotation — anschwoll und schmerzhaft wurde. In der letzten Zeit traten die Erscheinungen gehäuft auf. Die Dauer der Beschwerden und zum Teil der Sperrungen betrug jeweils etwa eine Viertelstunde.

Bei der Untersuchung am 20. XII. 1938 findet sich dorso-radial am Handgelenk eine weiche Schwellung mit Pseudofluktuation. Leichter Druckschmerz in der Tabatière und dorsal am kleinen Gelenk. Die Handgelenksbewegungen sind frei. Die Ulna ist gegenüber rechts deutlich mobiler. Das Ulnaköpfchen steht rechts vermehrt vor. Wegen Verdachtes auf alte Naviculareläsion wurde geröntgt. Die Bilder (s. Abb. 53—57) zeigten folgenden überraschenden Befund: Das linke Handgelenk weist eine schwere Veränderung des Mondbeines auf, dessen normale Form nicht mehr zu erkennen ist, der Knochen ist stark verkleinert, zum Teil aufgehellt, zum Teil sklerosiert in seiner Struktur. Ferner zeigt sich eine Subluxationsstellung, und zwar nach dorsal. Daneben schwere arthronotische Erscheinungen im ganzen Handwurzelskelet, am Radius und am Ulnaköpf-

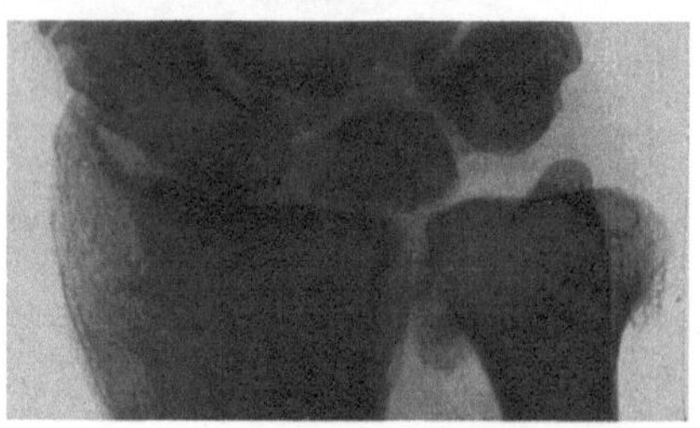

Abb. 58. Gleicher Fall wie 53—57. Gegenseite mit Mondbeinmalacie und Arthronosis des kleinen Gelenkes.

chen. Der hier am meisten interessierende ganz ungewöhnliche Befund fand sich aber im Bereiche der distalen radioulnaren Verbindung. Bei den Aufnahmen in verschiedener Richtung und nach Rotationsbewegungen des Vorderarmes, lokalisiert sich in den Raum zwischen Ellen- und Speichenepiphyse bald mehr gegen dorsal, bald mehr gegen volar ein scharf begrenztes Knochenstück, das in verschiedenen Projektionen und tatsächlich veränderten Lagen eine verschiedene Form aufweist. Die Röntgenserie ergibt einwandfrei, daß dieses Knochenstück wandert, und zwar muß es in der stark erweiterten Gelenkhöhle der distalen radioulnaren Verbindung liegen, im Recessus sacciformis. Kontrollaufnahmen der rechten Seite ergaben auch hier schwere arthronotische Erscheinungen und eine teilweise Zerstörung und Subluxatonsstellung des Mondbeines. Kein freier Körper im Radioulnargelenk (Abb. 58).

Nach der ganzen Krankengeschichte ist es unzweifelhaft, daß hier ein knöchernes Corpus liberum im distalen Radioulnargelenk die zeitweisen Blockadeerscheinungen mit Reizerguß verursacht. Woher kommt dieses freie Knochenstück? Es ist sehr wahrscheinlich anläßlich des Unfalles von 1923, der eine 3monatige Arbeitsunfähigkeit im Gefolge hatte, zu einer

beidseitigen Lunatumfraktur mit Subluxationsstellung und einer
linksseitigen Navicularefraktur gekommen. Links war die Schädigung bedeutend stärker als rechts. Ein Fragment des zerbrochenen
Mondbeines gelangte entweder durch eine physiologische Spalte
im Dreieckknorpel oder — was noch wahrscheinlicher erscheint —
durch den traumatisch mitzerrissenen Discus hindurch in die kleine
Gelenkhöhle. Eine operative Revision lehnt der Versicherte vor-
läufig ab, da er außer den zeitweise auftretenden Sperren keine
wesentlichen Beschwerden verspürt und trotz beiderseitigen
schwersten Veränderungen im Carpus als Maurer voll arbeitsfähig
ist. Nebenbei ein prächtiges Beispiel zur Frage: Form, Funktion,
Invalidität.

g) Arthritis deformans; entzündliche Prozesse.

Im Verlaufe der bisherigen Besprechungen sind wir wiederholt
auf arthritische Veränderungen im kleinen Gelenk gestoßen, so daß
wir auf das dort Gesagte verweisen können.

Vielfach sind die arthritischen Erscheinungen als Folge klarer,
einwandfrei nachgewiesener Verletzungen zustande gekommen,
vielfach sehen wir sie als Zufallsbefund, und zwar öfters als isolierte
arthritische Veränderungen, ohne Befallensein von anderen Gelenken. Damit kommen wir auf die viel erörterte allgemeine Frage:
Arthritis deformans und Trauma. Ohne näher darauf einzutreten,
sei hier nur so viel bemerkt, daß das kleine Gelenk nach in-
tensiven Traumata unzweifelhaft zu posttraumatischer
Arthritis neigt, und zwar nicht nur nach intraartikulären Frakturen, sondern auch nach Distorsionen und Quetschungen. Im
allgemeinen beobachtet man nach einfachen Verstauchungen vollkommen gesunder Gelenke nur selten eine Arthritis deformans.
Eine Ausnahme bilden jene Fälle, wo es zugleich zur Verletzung
eines Zwischenknorpels gekommen ist. *Zollinger*, der auf Grund
einer reichen Erfahrung zu diesem Schluß gekommen ist, führt
als solche Ausnahme die Distorsion des Akromioclavicular- und des
Handgelenkes an, sofern es zur Discusverletzung kam, sowie vor
allem die Meniscusschädigungen des Kniegelenkes. *Zollinger* hat
nicht selten bei solchen Handgelenkverstauchungen nach Monaten
oder Jahren typische Randwucherungen, besonders an der radialen
Gelenkfläche der Ulna, gesehen.

Den röntgenologischen Erscheinungen der Arthritis im kleinen
Gelenk sind wir im vorstehenden wiederholt begegnet. Wir bringen
im folgenden noch einen Zufallsbefund, der anläßlich einer linksseitigen Lunatumluxation entdeckt wurde.

B. F. ♂, geb. 1879; V/641/39. Beidseits schwerste Deformation an Gelenkpfanne und Gelenkkopf. Klinisch: Lockerung beider kleinen Gelenke, Druckempfindlichkeit und Knirschen bei Bewegungen, vollkommen beschwerdelos. Die Arthritis ist wahrscheinlich Folge von Frakturen in der Jugend (Abb. 59 und 60).

Der Vollständigkeit halber — obwohl das über den Rahmen unserer Arbeit hinausgeht — erwähnen wir als weitere Schädigungen des kleinen Gelenkes spezifische und unspezifische entzündliche Prozesse als Begleiterscheinungen von Erkrankungen des übrigen Handgelenkes. Bemerkenswert ist, daß In-

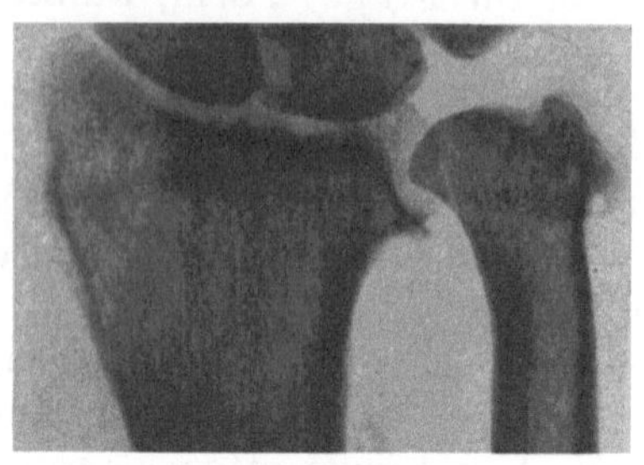

Abb. 59.

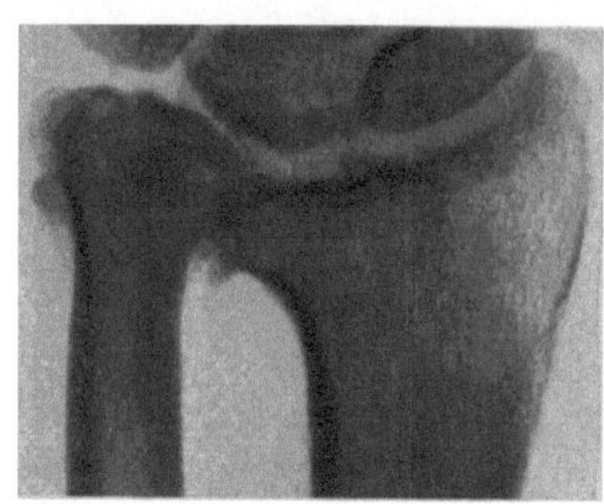

Abb. 60.

Abb. 59—60. Schwere Deformation in beiden kleinen Handgelenken. Zufallsbefund bei frischer Lunatumluxation links. (V/641/39.)

fektionen des Handgelenkes unter Umständen durch eine vorbestehende Spalte im Discus auf das kleine Gelenk übergreifen können.

Ferner ist zu sagen, daß krankhafte Prozesse irgendwelcher Art — etwa eine Osteomyelitis der Vorderarmknochen, besonders des Radius, die zu einer Längenänderung der betreffenden Knochen führen — zwangsläufig zu Schädigungen in der distalen Ellen-Speichenverbindung führen müssen.

Auf die reich bearbeitete *Madelung*sche Deformität treten wir an dieser Stelle ebenfalls nicht ein.

h) Überblick über die Verletzungen der Dreieckplatte und des kleinen Gelenkes auf Grund der bisher aufgeführten klinischen und röntgenologischen Erfahrungen.

Wenn wir die verschiedenen, bisher besprochenen Läsionen zusammenfassend durchgehen, so ergeben sich folgende Gesichtspunkte:

A. Übersicht der traumatischen Schädigungen des kleinen Gelenkes unter besonderer Berücksichtigung der röntgenologischen Erscheinungen.

  1. Traumatische Schäden mit röntgenologischen Erscheinungen im Gebiete der Articulatio radio-ulnaris distalis.

    a) Ohne Fraktur der Vorderarmknochen:

      aa) primäre traumatische Luxation und Subluxation im kleinen Gelenk;

      bb) Sprengung des Gelenkes nach Distorsionen, Prellungen, Quetschungen;

      cc) freier Gelenkkörper;

      dd) Arthritis deformans.

    b) Mit Frakturen der Vorderarmknochen:

      aa) Radiusfrakturen (Epiphyse, Schaft, Köpfchen);

      bb) Ulnafrakturen;

      cc) Frakturen beider Vorderarmknochen.

         Sprengung, Subluxation, Luxationen, Arthritis deformans.

  2. Verletzungen ohne röntgenologische Erscheinungen im Gebiete der Articulatio radio-ulnaris distalis.

    a) Distorsion, Prellung, Quetschung mit oder ohne begleitende Frakturen oder Luxationen im Gebiete der Handwurzelknochen.

    b) Frakturen eines oder beider Vorderarmknochen.

B. Wie kommt es zur Schädigung des kleinen Gelenkes?

  1. Direkte Schädigung.

    Beispiele: Radiusepiphysenfraktur, vor allem Schräg- und Querfraktur, Abriß an der Incisura ulnaris radii, Distorsion, Luxation des Ellenköpfchens.

  2. Indirekte Schädigung

    a) primär:

      Beispiel: Radiusschaftfraktur mit erheblicher Verkürzung;

    b) sekundär:

      Beispiel: Radiusverkürzung nach Speichenköpfchenexstirpation.

C. Welche Rückschlüsse auf die Art der Discusverletzung erlaubt das Röntgenbild?

  1. Bei erheblichen Verschiebungen zwischen Elle und Radius, ohne Fraktur im Gebiete des kleinen Gelenkes, ist der Discus ganz oder teilweise zerrissen. Über den Ort der Verletzung sagt die Radiographie nichts aus.

2. Bei Ausriß des Griffelfortsatzes der Elle oder bei knöchernen Abrissen an der Incisura ulnaris radii ohne Veränderung der Verhältnisse des Radius zur Elle (keine Subluxation) braucht der Discus nicht mitlädiert zu sein. Er ist aber durch den Abriß mit seinem knöchernen Ansatz — an Elle oder Speiche — gelockert und führt zu Störungen im Gelenkmechanismus.

3. Bei Frakturen im Gebiete der Radius- und Ulnaepiphyse ohne Subluxationsstellung der Elle oder bei intaktem Röntgenbild nach Distorsionen usw. sagt die Radiographie nichts Sicheres aus über eine eventuelle Discusschädigung. Bestimmt ist dabei der Discus nicht grob zerrissen, kleinere Verletzungen können aber sehr wohl vorhanden sein.

6. Untersuchungen an herausgeschnittenen Handgelenken.

Die großen Schwierigkeiten in der Gewinnung von Leichenmaterial, auf die wir schon eingangs hingewiesen haben, lassen es verständlich erscheinen, daß sich die Untersuchungen nur auf eine beschränkte Anzahl von Präparaten beziehen konnten. Die Entnahme der Handgelenke erfolgte wahllos, wo das immer aus äußeren Gründen möglich war. Eine systematische Untersuchung der Verhältnisse in den verschiedenen Lebensaltern mußte deshalb unterbleiben. Allerdings umfassen die verschiedenen Sektionsbefunde eine Spanne von 5 Jahrzehnten, wobei aber Jugendliche und jüngere Lebensalter ausscheiden, da wir uns kein geeignetes Material verschaffen konnten. Die 19 Präparate stammen aus den Altersstufen von 39 bis zu 87 Jahren. Die Befunde zeigen aber, daß doch weitgehende Rückschlüsse aus diesem Zufallsektionsgut zu ziehen sind.

Da die Untersuchungen ein wenig bekanntes Gebiet beschlagen, halten wir es für berechtigt, einzelne Erhebungen in extenso anzuführen. Röntgenbilder, Photographien der makroskopischen und histologischen Präparate mögen zur Vervollständigung der Darstellung dienen.

Jedes Präparat wurde zuerst geröntgt, dann makroskopisch dargestellt und, wo wir es für nötig fanden, photographiert. Der in seinen Ansätzen herausgelöste Discus wurde histologisch untersucht, einige in Flach-, die meisten in Quer- und Längsschnitten (Gefrierschnitte: Hämalaun-Eosin, van Gieson, Fett, Schleim, Kossa, ausgeführt vom pathologischen Institut Zürich). Durch jeden Discus wurden 15—20 Schnitte gelegt. Die Flachschnitte eignen sich im allgemeinen nicht gut zum Studium der Veränderungen, sie geben immerhin einen orientierenden Überblick. Zur Erkennung von Veränderungen an beiden Oberflächen dienen die Quer- (dorso-volar) oder die Längsschnitte (radio-ulnar). Die letzteren sind dann besonders angezeigt, wenn schon makroskopisch Riß- oder Lochbildungen zu sehen sind, weil dann der freie Discusrand am Defekt zur Darstellung gelangt.

Zuerst werden wir die einzelnen Befunde mitteilen, je nach der Art der Veränderungen mehr oder weniger ausführlich. Die Reihenfolge entspricht dem ansteigenden Alter. In einer zusammenfassenden Darstellung werden dann die Ergebnisse ausgewertet, in Beziehung zu den klinischen und röntgenologischen Untersuchungen gebracht und mit den Verhältnissen an andern Menisken und Gelenkdisken verglichen.

Fall 1. Nr. 1459/38, ♀, links; 39 Jahre.

Röntgenbild: Radius-Ulna: Nullvariante. Ellenköpfchen plump. Randwulst am proximalen Gelenkrand der Rolle. Kleines Gelenk o. B.

Makroskopisches Präparat: (Abb. 6, 7, 8 und 9): Discus liegt im Niveau des Radiusknorpels. Ungefähr gleichseitig dreieckig. Bläuliche Farbe wie Radiusknorpel. Etwa 1—2 mm vom Radius entfernt, verläuft eine Spalte durch den Discus von volar nach dorsal, die ungefähr 1 mm vom dorsalen und volaren Discusrande endet. In der Mitte erweitert sich der zarte Riß auf etwa 2 mm Breite. Die Umgebung ist hier hauchdünn, durchsichtig und zeigt vereinzelte weißliche strichförmige Verdickungen. Über diesen Riß legt sich im Handgelenk eine Fettzotte, die den volaren Abschnitt vollkommen abdichtet. Der Discus bedeckt das breite Ellenköpfchen nicht vollständig. Die Kapsel spannt sich als „Dach" vom Discus beidseits des Gelenkes noch über das vorstehende Ellenköpfchen. Dieses zeigt an der Basis der Gelenkfläche eine mäßige Aufwulstung. Kapsel zart. Bewegungen zwischen Radius und Ulna frei.

Histologisch (Längsschnitte ulnar-radial) (Abb. 61 und 62). Straffer Faserverlauf. In den oberflächlichen Schichten längs, d. h. von radial nach ulnar ziehend,

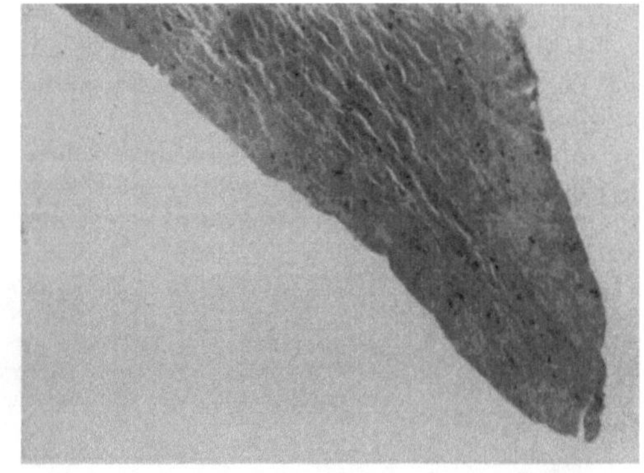

Abb. 61. Längsschnitt (ulnar-radial), freier Rand am Defekt (Fall 1).

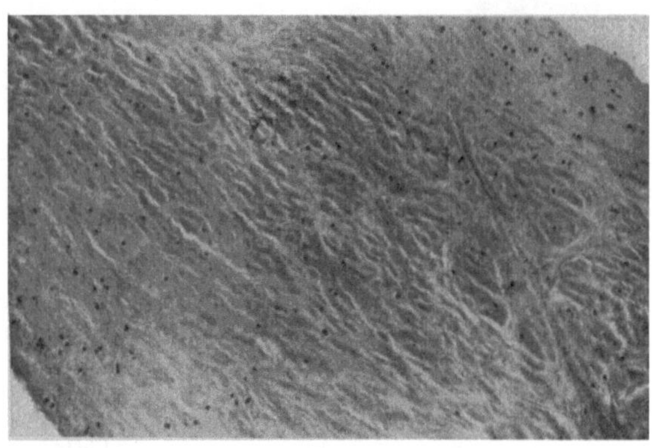

Abb. 62. Längsschnitt (ulnar-radial), ungefähr in Discusmitte (Fall 1).

In den mittleren Abschnitten mehr quer, im ulnaren Teil quer und schräg, gekreuzt verlaufend. Am ulnaren Ansatz wellige bindegewebige Fasern mit langen, spindeligen Zellen, gefäßreich. Die Oberfläche des Discus ist nach proximal und distal zu leicht gezähnelt. Mittlerer Zellreichtum, an den Rändern dichter stehend als im Zentrum, zum Teil in Reihen angeordnet, zum Teil vereinzelt oder zu zweit in Kapseln. An der Kante gegen den makroskopisch sichtbaren Riß ist die Grundsubstanz zum Teil ziemlich homogen auf eine kleine Strecke, an einer Oberfläche reichliche Zellagen. Keine Degenerationen am Rißrand. Geringgradige schleimige und fettige Degeneration ulnar, sowie dorsal und volar unter der Oberfläche. Das Fett liegt zum Teil intracellulär, zum Teil in der Grundsubstanz streifig angeordnet.

Epikrise: Die Degenerationserscheinungen sind sehr geringgradig, entsprechend dem Alter, immerhin fehlt weder schleimige noch fettige Entartung. Am auffallendsten ist das Fehlen von gröberen Veränderungen an der Rißstelle im Gegensatz zu anderen Beobachtungen unserer Untersuchungsreihe. Eine eigentliche Narbe ist aber auch nicht zu finden. Wir sind der Auffassung, daß hier der Riß nicht durch Degeneration entstand, sondern sehr wahrscheinlich durch ein sehr weit zurückliegendes Trauma. Die am Ellenköpfchen vorhandenen geringgradigen Veränderungen — Randwulstbildung — sind als sekundäre, posttraumatische Arthritis aufzufassen.

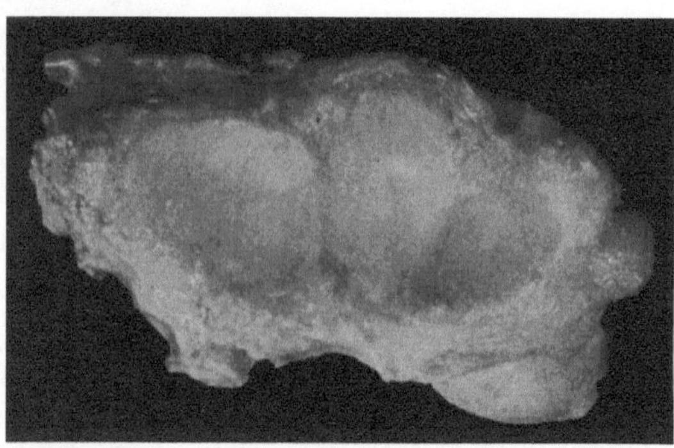

Abb. 63. Aufsicht auf die Gelenkpfanne des Handgelenkes. Die Einheit der Gelenkfläche: Radius-Discus ist schön zu erkennen (Fall 2).

Fall 2. Nr. 253/38, ♀, links; 45 Jahre.

Röntgenbild: Speiche und Elle: Nullvariante. Kleines Gelenk nicht verändert.

Makroskopisches Präparat: (Abb. 63). Starke Verknorpelung der ulnaren Seitenbänder, die mit dem Triquetrum artikulieren. Graublasse Farbe aller knorpeligen Anteile. Radiusgelenkfläche und Dreieckplatte stehen im gleichen Niveau. Der Discus geht ohne Kontinuitätstrennung in den Radiusknorpel über. Feste Verbindung. Radial zentral eine bläulich durchscheinende deutliche Eindellung von etwa 0,5 mm Durchmesser (in der Abbildung zu sehen). Gelenkkapsel nicht verdickt. Elle-Radius vollkommen frei gegeneinander beweglich. Der herausgeschnittene Discus ist ungefähr gleichseitig dreieckig. Dünnste Stelle 1 mm, von dort gleichmäßig ansteigend zur Randdicke von 3 mm, an der ulnaren Spitze bis zu 5 mm.

Histologisch (Querschnitte dorso-volar) (Abb. 64 und 65): Kräftige, gut entwickelte, straffe Fibrillen. Mittlerer Zellreichtum. Zellen zum Teil in Reihen angeordnet, zum Teil in Kapseln. Die distale Oberfläche ist etwas gefranst, die proximale teilweise glatt, teilweise mit polypösen Auswüchsen versehen, deren Grundsubstanz unverändert ist, ohne die degenerativen und proliferativen Veränderungen, wie sie bei anderen Fällen geschildert werden. Lateral (nicht festzustellen, ob dorsal oder volar) findet sich unmittelbar unter der Oberfläche, von dieser durch einen straffen Faserzug getrennt, ein cystenartiges, gut abgegrenztes Gebilde, das von feinen Bindegewebssepten durchzogen ist. Erhebliche schleimige Degeneration in diesem Gebilde, zum Teil mehr minder deutliche sternförmige Schleimzellen feststellbar. Starke Verfettung in diesem Gebiete. Im übrigen geringgradige intracelluläre und streifige Verfettung der Grundsubstanz besonders lateral, zum Teil strichweise auch unter der Oberfläche. In einzelnen Schnitten ist die Verfettung intensiver. In einer Schnittserie findet sich ein Riß in der Mitte des Discus, dessen Ränder deutlich hyalinisierte Grundsubstanz mit Brutkapseln und Einzelzellen in Kapseln aufweisen. Es kann sich bei diesem Riß nicht um ein Kunstprodukt handeln, da seine Ränder deutlich anders gebaut sind als die weitere Umgebung, die aus straffen Fibrillen, die teilweise schollig und schleimig degeneriert sind, besteht.

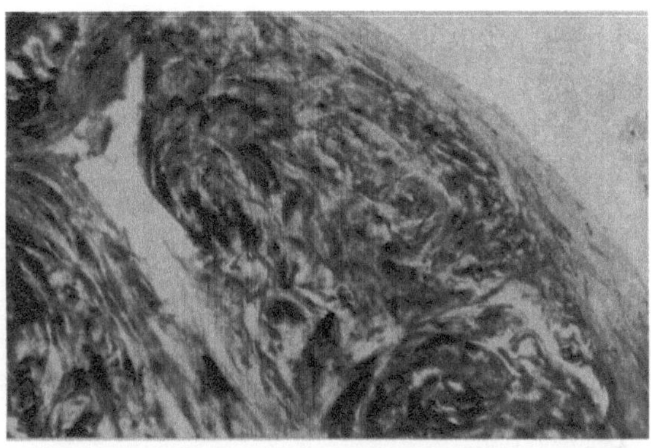

Abb. 64. Querschnitt (dorso-volar). Ganglionartiges Gebilde unter der Oberfläche (Fall 2).

Epikrise: Im allgemeinen sind die Degenerationen nicht sehr stark ausgeprägt (scholliger Zerfall, Verfettung, schleimige Degeneration), entsprechend dem Alter, dem auch der ganze kräftige fibrilläre Aufbau des Discus entspricht. Als wichtigster Befund läßt sich ein ganglienartiges, schleimig degeneriertes, gut abgegrenztes Gebilde feststellen, sehr wahrscheinlich durch chronische Traumatisierung bedingt (*von Albertini, Payr*). An

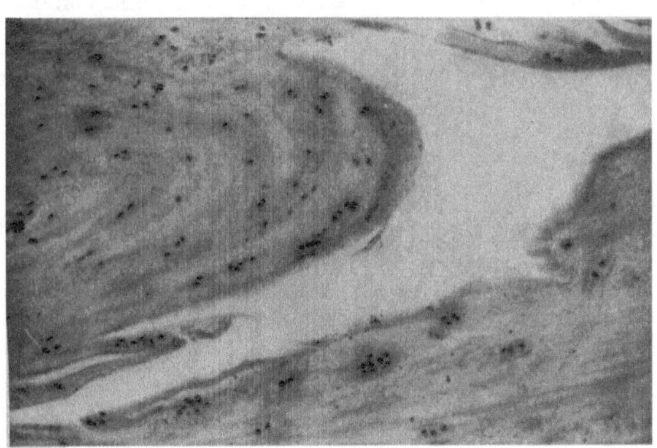

einer Stelle im Discusgewebe liegt ein Riß in einer circumscript degenerierten Stelle.

Fall 3. Nr. 1/38, ♀, links; 44 Jahre.

Röntgenbild: Zarter Knochenbau. Elle-Speiche: Minusvariante von 3 mm. Kleines Gelenk o. B. Knochenatrophie.

Makroskopisches Präparat (Abb. 66a—c): Die Dreieckplatte steht im Niveau des Radiusknorpels, keine Kontinuitätstrennung. Der Discus ist auffallend klein, 6:5 mm. Er weist ungefähr die Hälfte der normalen Größe auf. Von der Handgelenkskapsel volar, ganz auf der ulnaren Seite, auf der Höhe des Dreieckknorpels, zieht sich ein dichter Faserzug auf das Lunatum, mit dessen Gelenkfläche er teilweise fest verbacken ist. Gegen das Handgelenk zu ist die Oberfläche des Discus glatt, konkav, gegen das kleine Gelenk höckerig, mit derben Bindegewebsfasern durchsetzt. Die ganze Dicke (Knorpel plus Bindegewebe) beträgt bis zu 6 mm. Der Discus sitzt breit auf der distalen Gelenkfläche des Ulnaköpfchens auf, die Drehbewegungen zwischen Ulna und Radius sind aber nicht gehemmt.

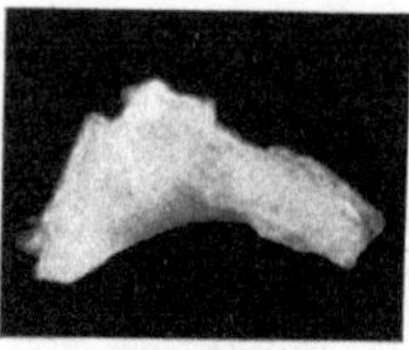 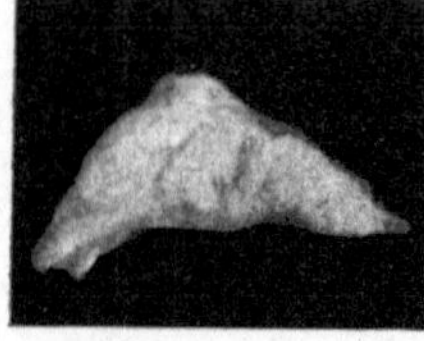 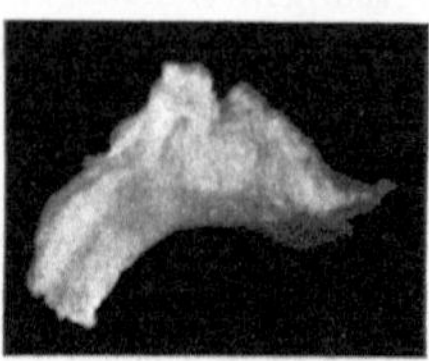

Abb. 66 a.   Abb. 66 b.   Abb. 66 c.

Abb. 66. Herausgeschnittener Discus: a) distale Oberfläche, b) proximale Oberfläche, c) Seitenansicht: die glatte Kontur entspricht der distalen, die höckerige der proximalen Oberfläche (Fall 3).

Histologisch (Querschnitte dorso-volar): Straffe, zellreiche Faserzüge. Selten liegen die Zellen in Kapseln. Geringgradige Verfettung und wenig schleimige Degeneration.

Epikrise: Entsprechend dem Alter geringgradige Degenerationserscheinungen. Die deutliche Minusdifferenz im Röntgenbild kommt im Präparat in der Dicke des Discus und des dicken Faserzuges, ausgehend von der Gelenkkapsel, zum Ausdruck.

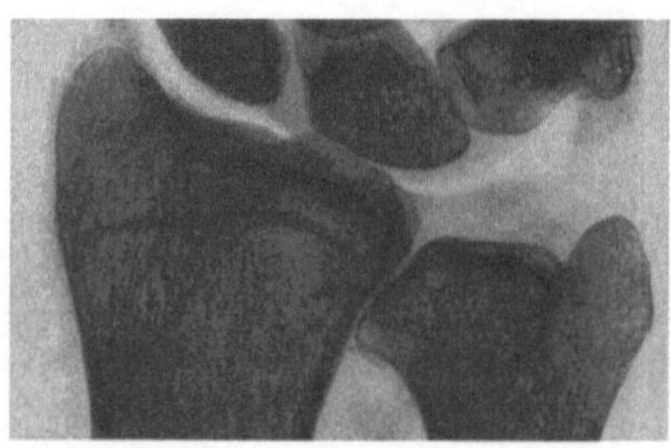

Abb. 67. Minusvariante der Elle. Randwulstbildung am Ellenköpfchen (Fall 4).

Fall 4. Nr. 377/38, ♂ rechts; 44 Jahre. Röntgenbild: Speiche-Elle Minusvariante von 3 mm. Ulnaköpfchen plump, groß, am proximalen Rande aufgewulstet (Abb. 67)

Makroskopische Präparate (Abb. 68, 69a und b): Dreieckknorpel gelblich. Radiusknorpel bläulich. Keine Kontinuitätstrennung zwischen Discus und Speichenknorpel, die im gleichen Niveau liegen. Verbindung sehr fest. Gelenkkapsel diffus verdickt. Elle-Radius: vollkommene Bewegungsfreiheit gegeneinander. Ulnare Seitenbänder sehr stark entwickelt, überknorpelt. Ellenköpfchen deformiert, höckerige Gelenkfläche, Randwulstbildung. Der herausgeschnittene Discus ungefähr gleichseitig dreieckig. An der dünnsten Stelle (radial in der Mitte) noch 2 mm, ulnar 5 mm dick. Distale Fläche gelblich, glatt, leicht gedellt. Proximal weißlich, faserig.

Histologisch (Querschnitte dorso-volar): Derbe Faserzüge, wenige Zellen in Kapseln. Oberfläche distal, ziemlich glatt, leicht gezähnelt. Oberfläche proximal mit polypösen Gebilden, die eine homogene Grundsubstanz aufweisen, in der sich teilweise kleinere Brutkapseln befinden, aber nicht so ausgesprochen wie beispielsweise bei Fall 14. In den zentralen Abschnitten zum Teil ziemlich starke fettige Degeneration der Zellen und der Grundsubstanz, dann wieder auf weite Strecken keinerlei Fett. Ebenso nur selten schleimige und schollige Degeneration. An einer Stelle finden sich auch in der sonst glatten distalen Oberfläche polypöse

Auswüchse, Buchten und Hyalinisierung. Im Bereiche dieser Veränderungen sieht man auch eine stärkere Verfettung.

Epikrise: Entsprechend dem Alter sind die degenerativen Erscheinungen geringgradig ausgesprochen, trotz der deutlichen Arthronosis deformans am Ellenköpfchen.

Immerhin sind auf der der Elle zugekehrten Fläche die Veränderungen (Polypenbildung, Hyalinisierung usw.) stärker als etwa bei Fall 2 und 3. Entsprechend der im Röntgenbilde festgestellten Minusvariante findet sich ein kräftiger, dicker Discus, der auch an seinen dünnsten Stellen noch 2 mm Höhe aufweist.

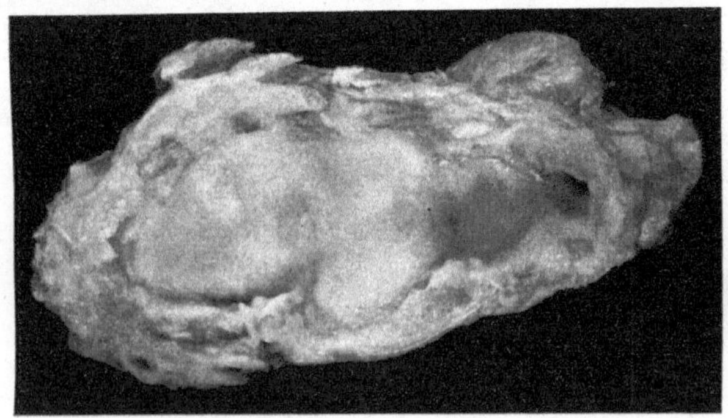

Abb. 68. Aufsicht auf die Handgelenkspfanne (Fall 4).

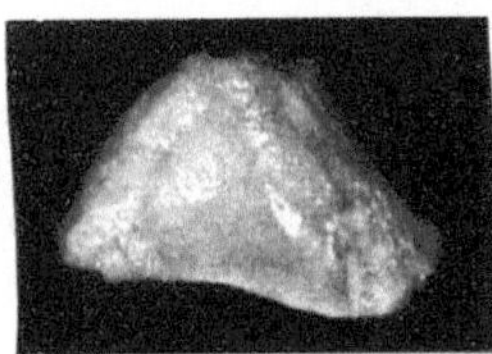

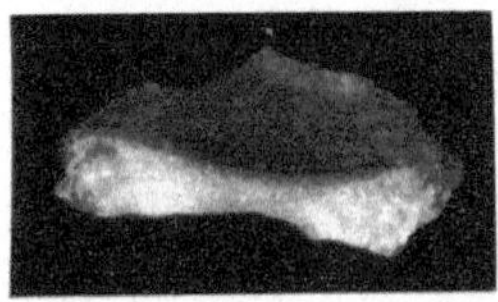

Abb. 69a. Herausgeschnittener Discus: distale Oberfläche. Lange Seite = Radiusansatz (Fall 4).

Abb. 69b. Seitenbild zur Demonstration der Discusdicke am radialen Ansatz. Die dunkle Fläche entspricht der distalen Oberfläche (Fall 4).

Fall 5. Nr. 425/38, ♂, rechts; 44 Jahre.

Röntgenbild: Radius-Elle: Nullvariante. Kleines Gelenk o. B.

Makroskopisches Präparat: Dreieckplatte im Niveau des Radiusknorpels. Gelblich verfärbt. Discus ungefähr gleichseitig dreieckig, bikonkav, glatte Oberfläche. Feste Verbindung zu Radius. Zentral durchscheinend dünn, 1 mm dick. Ränder 2—4 mm dick. Bewegungsfähigkeit Elle-Speiche vollkommen frei. Gelenkkapsel zart, dünn.

Histologisch (Flachschnitte): Dichtes, straffes, gut ausgesprochenes Faserwerk mit seltenen Zellen in Kapseln. Geringgradige Verfettung (besonders intrazellulär, weniger in der Grundsubstanz) und mäßige Verschleimung. Von den Rändern her treten reichlich Gefäße an den Discus heran.

Epikrise: Aufbau und geringgradige Degeneration entsprechen dem Alter. Keine Zeichen einer Verletzung zu erkennen. Die Dicke des Discus entspricht der Nullvariante.

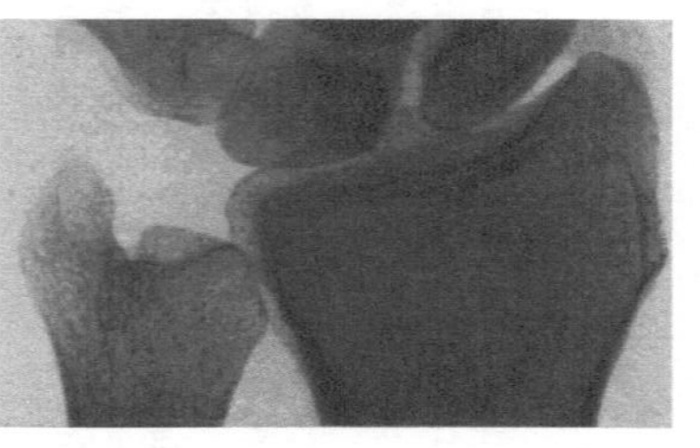

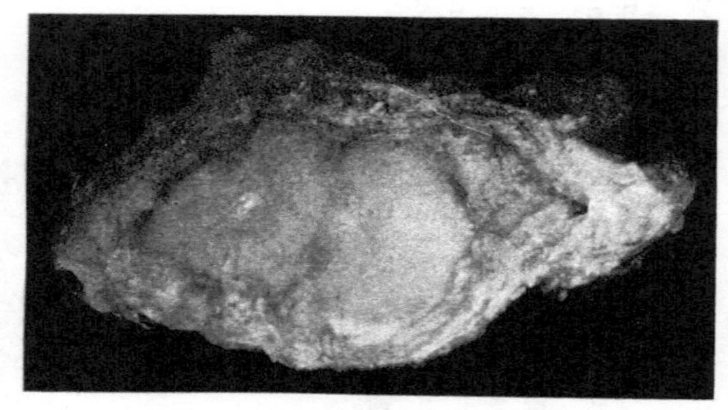

Abb. 71. Aufsicht auf die Handgelenkspfanne. Der knorpelige Charakter der Dreieckplatte ist zum Teil verlorengegangen. Die bindegewebigen Auflagerungen sind deutlich sichtbar (Fall 6).

Abb. 70. Minusvariante der Elle. Plumper Griffelfortsatz der Elle (Fall 6).

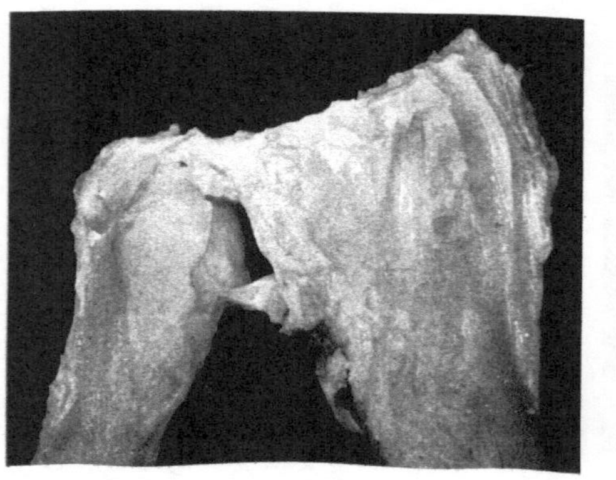

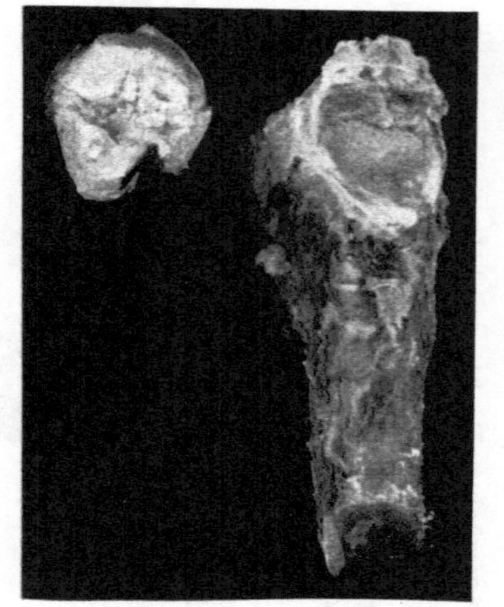

Abb. 73a. Kleines Gelenk: Gelenkpfanne an Radius und Discus. Die Verwachsungen an der Unterfläche des Discus sind deutlich zu erkennen. Nur an einer Stelle ist die intakte Knorpelscheibe zu sehen.

Abb. 73b. Ellenköpfchen, distale Gelenkfläche. Auch hier wird die normale Gelenkfläche durch breite Verwachsungen teilweise überdeckt (Fall 6).

Abb. 72. Kleines Gelenk von dorsal: Die Darstellung der Gelenkhöhle zwischen Discus und Ellenköpfchen gelingt nur teilweise wegen der Verwachsungen (Fall 6).

Fall 6. Nr. 451/38, ♂, links; 51 Jahre.

Röntgenbild: Elle-Speiche: Minusvariante 3 mm. Konsolenradius. Aufhellung am Lunatum gegen das Naviculare. Kleines Ellenköpfchen, grober Griffelfortsatz der Ulna (Abb. 70).

Makroskopisches Präparat (Abb. 71, 72, 73a und b): Gelenkkapsel stark verdickt. Die Gelenkhöhle auffallend eng; der Discus ist auf der dorsalen Hälfte mit dem Ulnaköpfchen fest verbacken, kann nur scharf getrennt werden. Volar frei. Die Rotation ist dadurch stark eingeschränkt. Supination etwas freier als Pronation. Die Discusplatte ist stark verdickt, sie besteht hauptsächlich aus straffen Bindegewebszügen, in denen sich der kleine oblonge Knorpel scharf abgrenzt. Keine Niveaudifferenz gegenüber dem Radius, mit dem die Dreieckplatte straff, ohne Kontinuitätstrennung verbunden ist. Dicke am Rande 4—7 mm, an der dünnsten Stelle mißt die Platte immer noch 2,5 mm. Die Verwachsungen zwischen Discus und Ellenköpfchen sind in der Photographie gut sichtbar. Die Gelenkhöhle zwischen Discus und distaler Ellengelenkfläche ist wegen der Verwachsungen nur zum kleinsten Teil darstellbar. Der Unterschied zur Norm ergibt sich deutlich beim Vergleich mit Abb. 2 und 3 (Fall 12), S. 6.

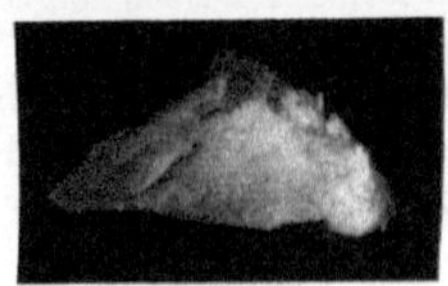 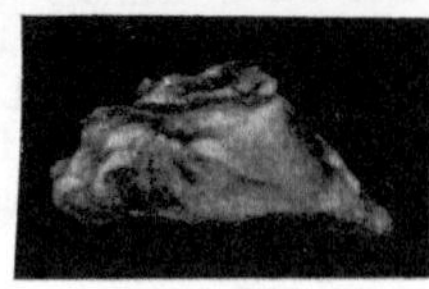 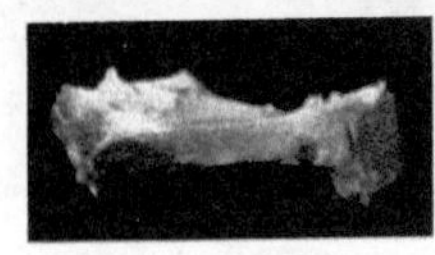

<table>
<tr><td>Abb. 74a. Herausgeschnittener Discus: distale glatte Oberfläche. Lange Seite = Radiusansatz.</td><td>Abb. 74b. Proximale höckerige Oberfläche.</td><td>Abb. 74c. Seitenansicht von radial her gesehen. Die gleichmäßige Dicke in den zentralen Partien radial ist deutlich dargestellt. Die hellere Fläche entspricht der proximalen Oberfläche (Fall 7).</td></tr>
</table>

Histologisch (Flachschnitte): Straffe Faserzüge. Keine Zellen in Kapseln. Streifige, fein bis grobtropfige Verfettung, vor allem in den peripheren Partien. Keine schleimige Degeneration. Stellenweise Streifen von spindeligen Zellenzügen in der Faserstruktur des Discus.

Epikrise: Der dicke Discus, der an seiner dünnsten Stelle noch 2,5 mm mißt, und an den Rändern eine Dicke von bis zu 7 mm aufweist, entspricht der Minusvariante im Röntgenbilde. Sehr schön ist hier die Rotationsbehinderung durch den an der Ellengelenkfläche teilweise adhärenten Discus festzustellen. Hieraus ergibt sich also einwandfrei, wie Veränderungen an der Dreieckplatte allein die Umwendbewegungen einschränken können, irgendein anderes Hindernis — im proximalen Gelenk, Brückencallus, Veränderungen in der Membrana interossea — fallen hier vollkommen außer Betracht. Die Genese dieser Verwachsung zwischen Discus und Ellengelenkfläche ist nicht sicher zu eruieren. Wir halten aber eine traumatische Schädigung mit narbiger Verwachsung für das wahrscheinlichste. Dafür sprechen die fehlenden Degenerationserscheinungen und die im Flachschnitt stellenweise sichtbaren strichförmigen Zellanhäufungen, die wahrscheinlich alten Narben entsprechen.

Fall 7. Nr. 165/39, ♀, rechts; 58 Jahre.

Röntgenbild: Radius-Ulna Nullvariante. Kleines Gelenk o. B. Knochenatrophie.

Makroskopisches Präparat: (Abb. 74a—c) Discus liegt im Niveau der Gelenkfläche des Radius. Gelblich-weißlich verfärbt. Distale Oberfläche glatt.

Proximale Oberfläche zum Teil glatt, zum Teil faserig. Bikonkavität kaum angedeutet. Der Discus ist am radialen Rande gleichmäßig, 2 mm dick. Rotation vollkommen frei.

Kapsel weit, faltet sich aber gut bei den Bewegungen. Bei der Supination wird die Kapsel volar gespannt, dorsal legt sie sich in reichliche Falten, bei der Pronation verhält sie sich umgekehrt. Bei der Pronation spannt sich der dorsale Meniscusrand an, bei der Supination der volare. Diese Spannung erfolgt nur in den äußeren Zügen, die Form des Meniscus verändert sich kaum.

Der Discus kann mit der Ulna in ihrer Längsrichtung um 0,5 cm nach proximal und 0,3 cm nach distal verschoben werden gegenüber dem Radius, ohne daß ein Riß eintritt. Die Rotation kann maximal erfolgen — bedeutend mehr, als dies beim Lebenden je möglich ist — ohne jegliche Gefährdung des Discus.

Gegen seitliche Dislokation leistet der Discus aber einen nennenswerten Widerstand, so daß eine Sprengung des kleinen Gelenkes nicht möglich wird.

Wir haben ferner die vollkommen skeletierte Ulna, die nur noch mit der Dreieckplatte am Radius fixiert war, in der Längsrichtung um 180° gedreht, so daß das Ulnaköpfchen direkt auf die Radiusgelenkfläche zu liegen kam, wie es ebenfalls am Lebenden niemals möglich ist; der Discus zeigte dabei makroskopisch keinerlei Veränderungen.

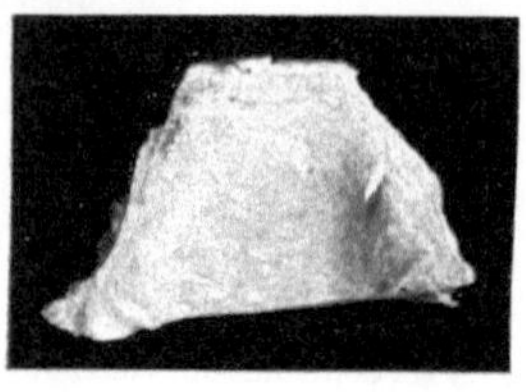

Abb. 75. Herausgeschnittener Discus: distale Oberfläche. (Fall 8).

Histologisch (Längsschnitte ulnar-radial): Straffer fibrillärer Aufbau mit reichlich spindelförmigen, in Reihen angeordneten Zellen. Die Oberfläche beidseits ziemlich glatt, unter ihr ist der Zellreichtum am größten. Keine Zellen in Kapseln. In einigen Schnitten am Rande vereinzelte Zottenbildungen, in denen die Grundsubstanz zum Teil homogen ist, vereinzelte unregelmäßige, zum Teil große blasige Zellen mit großen Kernen. Hier finden sich auch herdweise schleimige Degenerationen geringen Grades. Im allgemeinen reichliche feinste diffuse fettige Entartung (intracellulär und in der Grundsubstanz).

Epikrise: Der trotz des Alters äußerst elastische Discus zeigt vorwiegend einen sehnenartigen Aufbau. Die Degenerationserscheinungen sind geringgradig ausgesprochen, reichliche Vascularisation.

Fall 8. Nr. 268/39, ♂ rechts; 59 Jahre.

Röntgenbild: Elle steht 3 mm tiefer als Radius. Minusvariante. Griffelfortsatz der Elle groß, plump, höckerig, Gelenkfläche des Radius unregelmäßig gewellt. Griffelfortsatz der Speiche plump, Lunatum deformiert, gegen proximal zu in einzelne Fragmente aufgesplittert. Naviculare mit Vakuolenbildung. Mäßige Knochenatrophie.

Makroskopisches Präparat: (Abb. 75) Gelenkkapsel verdickt. Discus steht im Niveau der Radiusgelenkfläche. Radiusknorpel gelblich mit bläulichen, circumscripten, höckerigen verdünnten Partien. Distale Discusoberfläche gelblich, homogen. Auf einer Seite findet sich eine dicke, gelbliche, bindegewebige Auflagerung. Proximale Oberfläche faserig. Andeutung von Bikonkavität. Dünnste Stelle (am Radius zentral) 3 mm; Ränder 5—7 mm dick. Ulnaköpfchen und Radiusgelenkfläche o. B. Bewegungen der Ulna gegenüber dem Radius eingeschränkt. Das Lunatum ist brüchig, besteht aus vereinzelten Knochenstücken, die durch den Knorpelüberzug zusammengehalten werden.

Histologisch (Längsschnitte radio-ulnar): In den seitlichen Partien (dorsal und volar) dichtes, regelmäßiges Fasergefüge. Straffe Anordnung der Fibrillen, kernreich, mit spindeligen, hintereinandergestellten Kernen. Distale Oberfläche im allgemeinen glatt, nur leicht gezähnelt, stellenweise mit einem fibrinoiden Saum. Gegen die proximale Oberfläche zu wird das Fasergefüge lockerer und zellärmer. Die Oberfläche besteht aus vereinzelten polypösen Gebilden, die zum Teil stark kernhaltig sind, zum Teil homogenisierte Grundsubstanz mit vereinzelten blasigen Zellen enthalten. Mittlere diffuse fettige Entartung (Fettfärbung mangelhaft). Geringe schleimige Degeneration. In anderen lateralen Schnitten sind die polypösen Randwucherungen bedeutend homogener; Brutkapseln mit 8—12 Zellen, mit reichlicher intracellulärer Fettablagerung, daneben ausgesprochen streifige Verfettung. Zentraler Riß in teilweise hyalin umgewandeltem Gewebe mit starker fettiger und schleimiger Entartung in der Umgebung des Defektes. Gegen das Zentrum zu wird der faserige Aufbau gelockert. Die proximale Oberfläche weist hier einen stärkeren zottigen und polypösen Bau auf als am Rande. Die Grund,

substanz ist in diesem Bezirke teilweise weitgehend homogenisiert. Brutkapseln, Zellnester usw., wie dies in den Abb. 83, 84, 87 und 88 dargestellt ist.

Epikrise: Der dicke Discus entspricht der im Röntgenbilde festgestellten Minusvariante der Elle. Während die distale Oberfläche und auch die dorsalen und volaren Bezirke ein normales Fasergerüst aufweisen, zeigt die proximale Oberfläche, besonders in den zentralen Abschnitten, zum Teil Umwand-

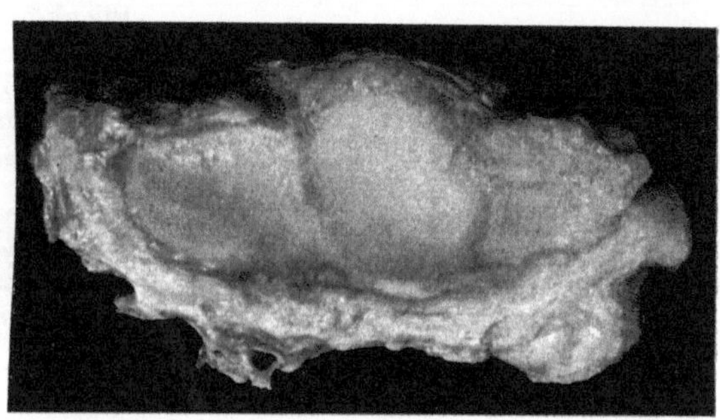

Abb. 76. Aufsicht auf die Gelenkpfanne des Handgelenkes. Der Discus erscheint nicht als schöne Knorpelplatte. Er ist aufgerauht, klein. Das Ellenköpfchen ist dorsal noch teilweise sichtbar (Fall 9).

lungen des Faserknorpels in hyalinen Knorpel mit bizarren Buchten, Polypen und Zottenbildungen. Mittlere schleimige und fettige Entartung, teilweise fibrinoide Degeneration. Zentraler Riß im degenerierten Gewebe.

Fall 9. Nr. 305/39, ♂, rechts; 60 Jahre.

Röntgenbild: Speiche-Elle Nullvariante. Kleines Gelenk o. B.

Makroskopisches Präparat. (Abb. 76): Das Triquetrum ist zum großen Teil an der Dreieckplatte adhärent und läßt sich nur scharf von dieser trennen. Dreieckplatte gelblich, Radiusknorpel bläulich. Discus geht ohne Kontinuitätstrennung im gleichen Niveau in den Radiusknorpel über. Der Discus ist klein, nur wenig gedellt, halbrund, nur unscharf gegen Umgebung abgegrenzt. Die distale Fläche etwas aufgefasert, mit weißen Strichen durchsetzt. Die proximale Fläche gefasert, höckerig. Ulna und Radius frei gegeneinander beweglich, Kapsel nicht verdickt.

Histologisch (Querschnitte dorso-volar): Ziemlich zellreiches, dichtes Fasergefüge. In verschiedenen Schnitten sehr stark wechselnde Bilder, wie das öfters der Fall ist. Im allgemeinen sind die Oberflächen glatt, wenig gefranst, teilweise mit feinen polypösen Gebilden durchsetzt, besonders an der proximalen Seite. Stellenweise zeigen diese Polypen eine hyaline Grundsubstanz, zum Teil mit kleineren und größeren Brutkapseln und unregelmäßigen, aufgetriebenen, blasigen Zellen. An einer Stelle eine ganglionartige, circumscripte Auflockerung, aber nicht so deutlich wie bei Fall 2. Die Fibrillen sind zum Teil schollig, zum Teil asbestartig degeneriert. Stellenweise intensive streifige Verfettung. Zentral verschiedene feine Risse, die in einem Gewebe mit hyaliner Grundsubstanz liegen.

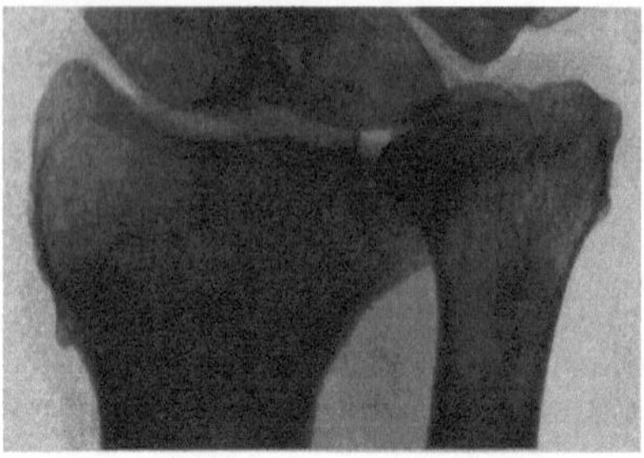

Epikrise: Trotz des Alters sind die Degenerationserscheinungen nicht sehr stark ausgesprochen. Immerhin findet man deutliche feine Risse im degenerierten Gebiete zentral.

Fall 10.　Nr. 313/39, ♂, links; 62 Jahre.

Röntgenbild: Das plumpe, zum Teil höckerig unregelmäßig begrenzte Ellenköpfchen überragt die Radiusgelenkfläche um einige Millimeter. Die Radiusepiphyse zeigt radial am Über-

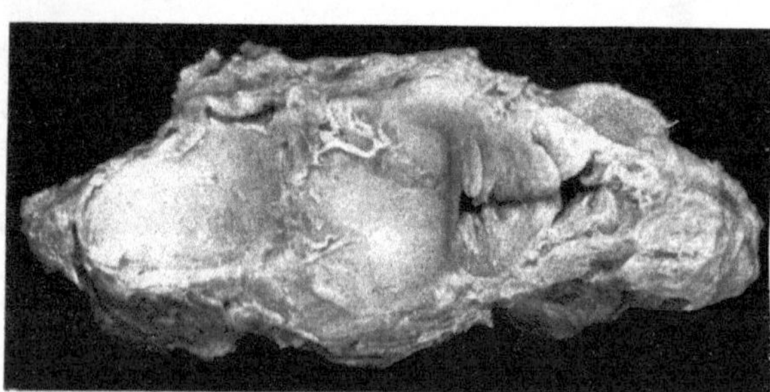

Abb. 77.　Status nach Radiusfraktur (Fall 10).

gang zum Schaft höckerige Auflagerungen. Die Radiusepiphyse ist eingestaucht. Der Winkel zwischen Gelenkfläche und Schaft beträgt 18 statt 30°, wie es der Norm entspricht. Über das kleine Gelenk erlaubt die Aufnahme kein sicheres Urteil. Das Lunatum zeigt gegen das Triquetrum zu eine feine Auflagerung (Abb. 77).

Makroskopisches Präparat (Abb. 78 und 79): Die Ulna ist in dorsovolarer Richtung vermehrt beweglich. Das Ulnaköpfchen steht deutlich nach distal und volar vor.

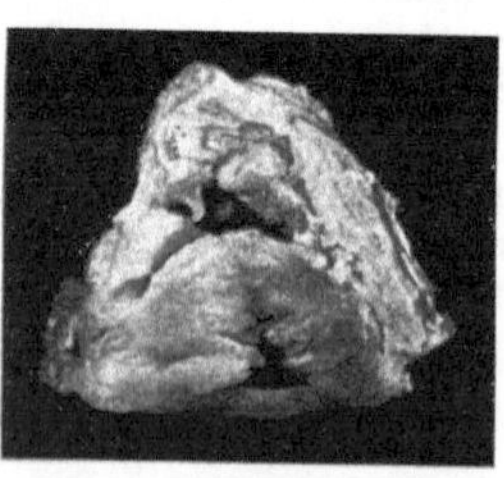

Abb. 78.　Aufsicht auf die Handgelenkspfanne (Fall 10).

Die ganze Handgelenkskapsel, besonders aber das kleine Gelenk, ist erheblich verdickt. In der ulnaren Seite der Radiusgelenkfläche, die im ganzen ein gelbliches Kolorit aufweist, findet sich eine keilförmige, bläuliche, höckerige Veränderung. Der Discus ist 1 mm vom Radiusrande scharf abgetrennt. Der Defekt geht bis über die Mitte des Discus nach ulnar hinaus und zeigt seitlich viele kleine Einrisse, Größe 5:5 mm. Gegen das Ligamentum subcruentum zu, jenseits des erwähnten Defektes, liegt eine breite Spalte, die den Discus vom Bandapparat abtrennt. Nur in den Seitenzügeln besteht zwischen Discus und ulnarem Ansatz eine kontinuierliche Verbindung mit der Elle. Die distale Oberfläche der Dreieckplatte ist gelblich, aufgerauht, mit vielen Rissen. Die proximale Oberfläche in der Umgebung des Risses dünn, sonst rauh. Der

Abb. 79.　Herausgeschnittener Discus.　Distale Oberfläche (Fall 10).

Discus steht steil nach distal. Er bildet mit der Radiusgelenkfläche einen Winkel von 50°. Supination stark eingeschränkt, Pronation beinahe frei. Das Ellenköpfchen ist stark deformiert, verbreitert und preßt sich in den Defekt des Discus hinein.

Histologisch (Längsschnitte radio-ulnar): Die meisten Schnitte zeigen außerordentlich stark zerklüftete Oberflächen, wie das in diesem Maße bei keinem anderen Falle gesehen wurde. Große, mehr minder plumpe polypöse Gebilde sind wieder in ihren Konturen in feine Zotten und Buchten gegliedert. In vereinzelten Schnitten läßt sich zentral ein normaler, straffer Faseraufbau erkennen. Am auffallendsten ist der große Zellreichtum in einem Teil dieser zottenartigen Gebilde. Die Zellen liegen zum Teil in Haufen beieinander, zum Teil erstrecken sie sich polsterartig in 2 und mehr Lagen entlang der Oberfläche. In einigen Schnitten findet sich an einer Oberfläche streckenweise klassischer hyaliner Knorpel, wie er in dieser Regelmäßigkeit des Aufbaues sonst bei keinem anderen Falle beobachtet werden konnte. Wieder an anderen Stellen ist die Grundsubstanz gegen den Rand und die Zotten zu kernarm, die Fibrillen sind schollig zerfallen, geringe schleimige Entartung und fibrinoide Degeneration in den Randpartien. Mäßige fettige Entartung. Die Zellen liegen zum Teil in Brutkapseln beieinander, zum Teil sind die Zellen unregelmäßig groß, blasig. Es resultieren Bilder, wie sie beispielsweise Abb. 87 und 88 zeigen. An einigen Stellen finden sich auch ähnliche Bilder, wie sie die Abb. 93, 95 und 97 darbieten. Die Zellpolster sind aber hier noch deutlicher ausgesprochen.

Epikrise: Es handelt sich hier um eine alte Radiusepiphysenfraktur. Die Fragmente wurden nur ungenügend reponiert. Der Radius ist gegenüber der Ulna verkürzt, der Winkel zwischen Gelenkfläche und Schaft ist gut um ein Drittel gegenüber der Norm verkleinert. Der Discus ist — wie dies bei dieser Verletzung zu erwarten war — weitgehend zerrissen, und zwar so, wie wir es sonst nirgends in unseren Präparaten gefunden haben. Im histologischen Bilde fanden sich ältere Narben und degenerative Prozesse mäßigen Grades. Ferner ist an einer Stelle der Faserknorpel in klassischen hyalinen

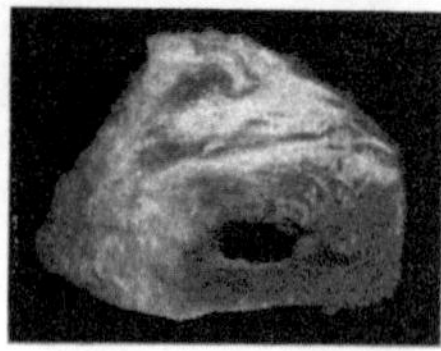

Abb. 80. Herausgeschnittener Discus: Proximale Oberfläche mit Defektbildung (Fall 11).

Knorpel umgewandelt, wie wir es sonst in diesem Maße bei keinem anderen Falle beobachten konnten. Wir kommen in der zusammenfassenden Besprechung unseres Sektionsgutes darauf zurück (S. 73).

Fall 11. Nr. 11/39, ♂, links; 64 Jahre.
Röntgenbild: Elle-Speiche Nullvariante. Kleines Gelenk o. B.
Makroskopisches Präparat (Abb. 80): Dreieckplatte im Niveau des Radiusknorpels am radialen Rande, dann auf der ulnaren Seite steil ansteigend gegen distal. Gelblich verfärbt wie Radiusknorpel. Distale Oberfläche glatt. Proximale Oberfläche faserige Züge weißlich verfärbt. Form: ungefähr gleichseitig dreieckig. 3 mm vom radialen Rande findet sich eine quergestellte Öffnung in der Größe von 2:5 mm. Auf der ulnaren Seite scharf begrenzt, radial aufgefasert. In der Umgebung dieses Loches ist der Knorpel sehr dünn und durchscheinend, zum Teil unregelmäßig höckerig. Die Ulna stemmt sich in diese Öffnung hinein und preßt den ulnar vom Defekt liegenden Discusanteil stark distalwärts vor, während der radiale Discusteil im Niveau des Speichenknorpels liegt. An der Ellengelenkfläche entspricht eine lineare Usur dem Defekte. Durch die Öffnung quillt reichlich Gelenkschmiere aus dem kleinen Gelenk. Der Discus hat in seinem mittleren radialen Abschnitt eine Dicke von 4 mm, lateral von 4—6 mm. Die Drehbewegungen sind vollkommen frei. Die Kapsel ist verdickt, besonders dorsal.

Histologisch (Längsschnitte ulnar-radial): Straffaseriger Aufbau, besonders in den Randgebieten fernab des Defektes. Die eine Oberfläche ist ganz glatt, die andere leicht gezähnelt. Mittlerer Zellreichtum. Gegen den Riß immer mehr zunehmende Buchten- und Zottenbildung. Die Grundsubstanz wird deutlich kompakter, homogener in nächster Rißnähe. Im van Gieson-Schnitt allgemein leuchtend rote Farbe der homogenisierten Substanz, jedoch in einzelnen Zotten der Rißumgebung deutlich gelborange Farbe (fibrinoide Degeneration). In diesen Gebieten deutliche Kernverarmung, nur ganz selten finden sich Zellkerne, jedoch meist zu zweit oder dritt in einer Kapsel. Diese beschriebene, sehr schmale Zone zeigt sich nur unter der Meniscusoberfläche, sie ist durch eine breite aufgelockerte Zone mit deutlichen Zellnestern vom unveränderten Faserknorpel getrennt. Diffuse feintropfige Verfettung, intracellulär vor allem, dann auch in der Grundsubstanz. Keine Herde und Streifen von fettiger Degeneration wie in gewissen anderen Präparaten. Gegen den Riß nimmt die fettige Degeneration zu. In der Nähe des Defektes geringgradige schleimige vakuoläre Entartung.

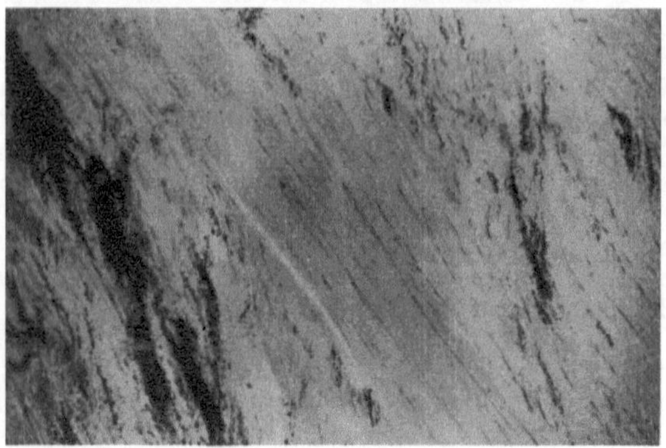

Abb. 81. Flachschnitt Sudan. Erhebliche streifige Verfettung (Fall 12).

Epikrise: Discus mit Defektbildung in mäßig entartetem Gebiete. Der übrige Discus weist relativ wenig degenerative Erscheinungen auf.

Fall 12. Nr. 426/38, ♂, links; 65 Jahre.

Röntgenbild: Elle-Speiche Plusvariante von etwa 2,5—3 mm. Ausziehung des Griffelfortsatzes der Elle. Konsolidierte alte Navicularefraktur (?). Kleines Gelenk o. B.

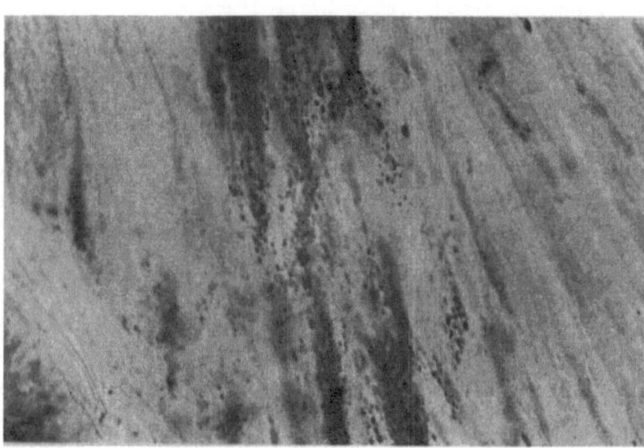

Abb. 82. Gleich wie Abb. 27. Stärkere Vergrößerung (Fall 12).

Makroskopisches Präparat (Abb. 1—5, S. 6): Die Dreieckplatte liegt hier nicht in ihrer ganzen Ausdehnung im Niveau des Radiusknorpels, sie steht weiter distal und fällt wallartig aus einer Höhe von 4 mm auf das Niveau des Radiusknorpels hinab, um sich mit diesem ohne Kontinuitätstrennung zu verschmelzen. Im Gebiete dieses Abfalles finden sich breite, streifig-fleckige Veränderungen, am radialen Ansatze zentral ist der Discus hauchdünn, an den Rändern 2—4 mm dick. Die Beweglichkeit ist vollkommen frei, das Ellenköpfchen erhebt sich über das Niveau des Radius (Plusvariante). Dort, wo die Kante des Ulnaköpfchens am „Dache" des Gelenkes rotiert, finden sich gelbweißliche höckerige Veränderungen. Im übrigen ist die ganze Platte auch an der proximalen Seite glatt, leicht gelblich.

Histologisch (Flachschnitte) (Abb. 81 und 82): Das Fasergefüge ist zum Teil straff mit regelmäßigen, hintereinandergelagerten, oblongen Kernen in intakter Grundsubstanz. Zum Teil sind die Fibrillen mehr minder stark gelockert, in diesen Bezirken finden sich dann aufgeblasene, unregelmäßige, deformierte Kerne. Ausgedehnte strichförmige und zum Teil diffuse schleimige Degenerationen. Beträchtliche, meist strichförmige inter- und intracelluläre fettige Entartung.

Epikrise: Ausgedehnte degenerative Veränderungen entsprechend dem Alter des Trägers. Trotz der röntgenologisch festgestelltenPlusvariante der Elle findet sich keine Defektbildung an der Dreieckplatte. Das elastische Gebilde hat sich der Formveränderung angepaßt, wobei es durch die Dehnung zu einer hauchdünnen Verschmälerung zentral am radialen Ansatz gekommen ist. Daß bei einem dermaßen verdünnten Discus schon bei geringgradiger Gewalteinwirkung Abrisse oder Einrisse entstehen können, ist leicht verständlich.

Fall 13. Nr. 3/39, ♂, links; 66 Jahre.

Röntgenbild: Radius-Elle Nullvariante. Kleines Gelenk o. B.

MakroskopischesPräparat: Discus im Niveau des Radiusknorpels. Am radialen Ansatz zentral dünn, durchscheinend. 1 mm vom Radius entfernt Andeutung eines feinen Risses von volar nach dorsal ziehend, mit einem feinen Häutchen überlagert. Discusoberfläche glatt, Unterfläche faserig, höckerig, weißlich. Elle-Radius frei beweglich. Kapsel zart.

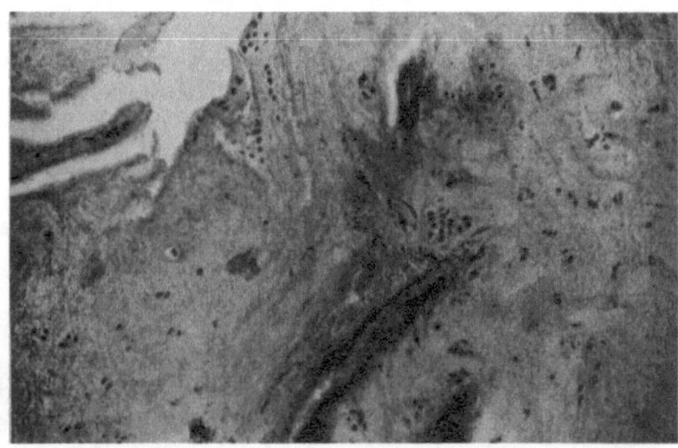

Abb. 83. Längsschnitt (ulnar-radial) Sudan. Erhebliche fettige Entartung, teilweise Hyalinisierung der Grundsubstanz, unregelmäßige, zum Teil aufgeblasene Zellen, zum Teil in Kapseln, in regelloser Anordnung. Buchten, Zotten (Fall 13).

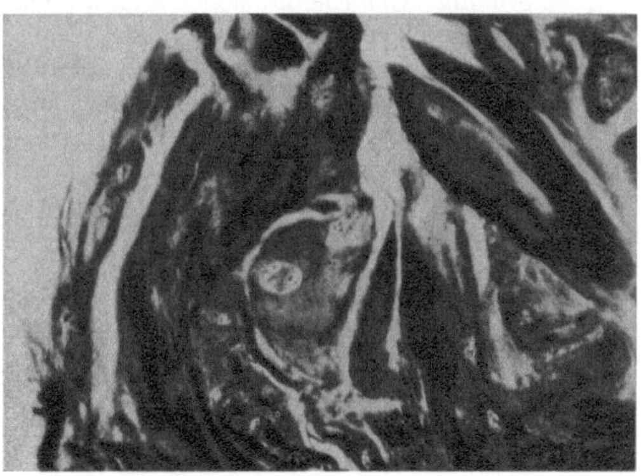

Abb. 84. Längsschnitt (ulnar-radial) van Gieson. Freier Rand am Defekt. Hyalinisierung der Grundsubstanz. Brutkapseln. Bizarre Aufsplitterung (Fall 13).

Histologisch (Längsschnitte ulnar-radial) (Abb. 83 und 84): Fibrillen wenig straff. In den lateralen Partien breite Fibrillen. Mittlerer Zellreichtum. Distale Oberfläche leicht gewellt. Proximale Oberfläche und Rand gegen den Riß zu stark buchtig mit polypenähnlichen Gebilden, zum Teil zottenförmig. Fibrinoider Saum am Rande der Zotten und um die Risse im Innern des Discus, nahe der Oberfläche. Grundsubstanz in diesen Zotten zum Teil homogen hyalin, zum Teil schollig zerfallen, zum Teil ohne Zellen, zum Teil mit vielen aufgeblasenen Zellen, zum Teil Zellen in Brutkapseln (bis zu 10 Zellen), zum Teil schöne Kapseln mit 1—2 Zellen. In den inneren Schichten teilweise scholliger Zerfall der Fibrillen, Vakuolen. Mittlere diffuse schleimige Degeneration. In den lateralen Partien starke streifige Verfettung, intracellulär und in der Grundsubstanz, letzteres hauptsächlich unter der Oberfläche gegen die Polypen hin.

Epikrise: Schwere degenerative Veränderungen: Verfettung, schleimige, schollige und asbestartige Degeneration. Ganz besonders stark sind diese Veränderungen im Gebiete des feinen Risses ausgesprochen. Es liegt also ein Riß in schwer degeneriertem Discus vor. Keinerlei Tendenzen zu einer Narbenbildung.

Fall 14. Nr. 2/39, ♂, links; 68 Jahre.

Röntgenbild: Obwohl nicht genau zentriert, ist doch die deutliche Plusvariante der Elle festzustellen. Stark ausgesprochene dorsale Lippen an der Pfanne. Im Lunatum findet sich an der ulnaren proximalen Ecke eine circumscripte Aufhellung.

Makroskopisches Präparat (Abb. 85). Der Discus steht im Niveau des Radiusknorpels, mit diesem fest verbunden. Er hat ungefähr die Form eines gleichseitigen Dreieckes. Gegen radial zu, zentral, liegt eine unregelmäßig begrenzte große Lücke von etwa 4 mm im Durchmesser. Ihre Umgebung ist sehr stark verdünnt und durchscheinend. An der Oberfläche des Ulnaköpfchens ist der Discus bis auf einen schmalen Rand radialwärts adhärent. Ebenso ist die Kapsel an den seitlichen Partien der Ellengelenkfläche etwa zu einem Drittel des Umfangs verwachsen. Die Bewegungsfähigkeit zwischen Radius und Elle stark reduziert. Das Lunatum ist an der im Röntgenbilde sichtbaren Aufhellung fleckig, weißlich, stark brüchig. Das Ellenköpfchen zeigt an jener Seite, die dem Discusdefekt gegenüberliegt, eine deutliche Usur.

Histologisch (Längsschnitt ulnar-radial) (Abb. 86—88): Lockere Faserstruktur. Am Defekt: stark ausgefranst, bizarre Zotten und Polypen mit tiefen Buchten und plumpen Fortsätzen. Zum Teil hyalin verändert, zum Teil asbestartig aufgefasert, zum Teil, besonders in den plumpen Fortsätzen, schleimig-vakuolige Degeneration. In diesen Bezirken Brutkapseln in einer Anzahl von 1—2—3 Zellen. An der Unterseite finden sich ähnliche Veränderungen. Die Oberfläche ist leicht gezähnelt. Im Zentrum, gegen die Spitze hinaus, reichlich intracelluläre Verfettung, ebenso in der Grundsubstanz. Herdförmige schleimige Degeneration im Zentrum. Lateral auch auf der distalen Seite die gleichen degenerativen Veränderungen mit Brutkapseln usw. (bis 10 und mehr Zellen in einer Kapsel), zum Teil geringgradige Nekrosen. Noch weiter lateral schöne fibrilläre Bündel, ziemlich straff. Teilweise, besonders unter der Oberfläche, asbestartige und schleimige Degenerationen. Stark verdickte Gefäße.

Epikrise: Entsprechend dem Alter schwere degenerative Erscheinungen. Auch hier sind diese am stärksten in der Umgebung des makroskopisch sichtbaren Defektes ausgesprochen, in noch stärkerem Maße als bei Fall 13. Der Defekt entstand in einem schwer degenerierten, dünnen Discusabschnitt. Es sind auch hier keinerlei Vernarbungstendenzen nachweisbar. Die Plusdistanz im Röntgenbild findet im anatomischen Präparat eine schöne Erklärung: der Discus ist sehr dünn, die Elle stemmt sich gegen die Discusöffnung und ist mit der Dreieckplatte teilweise vollkommen verwachsen.

Fall 15. Nr. 820/38, ♀, rechts; 74 Jahre.

Röntgenbild: Schwerste Osteoporose. Elle und Speiche stehen im gleichen Niveau. Kleines Gelenk o. B.

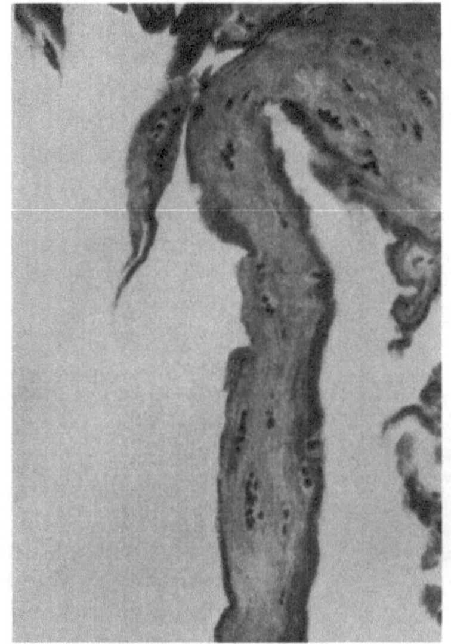

Abb. 86. Längsschnitt (ulnar-radial). Zotten und Polypenbildung am Defektrande. Hyalinisierung der Grundsubstanz, Brutkapseln usw. (Fall 14).

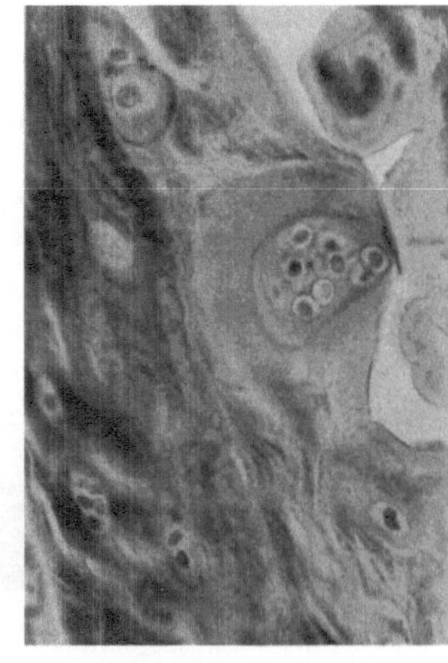

Abb. 88. Wie Abb. 86, stärkere Vergrößerung (Fall 14).

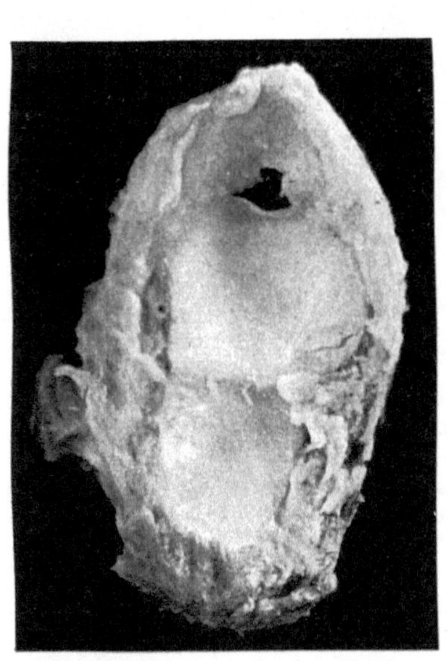

Abb. 85. Aufsicht auf die Gelenkpfanne des Handgelenkes. Großer Defekt im Discus (Fall 14).

Abb. 87. Wie Abb. 86, stärkere Vergrößerung (Fall 14).

Makroskopisches Präparat (Abb. 89, 90a und b): Bei der Gelenköffnung fällt auf, daß das Triquetrum vollkommen mit dem ulnaren Seitenbande verwachsen ist, also keine Gelenkfläche gegen die Ulna, bzw. den Discus, zu aufweist. Auch das Lunatum ist noch teilweise mit dem ulnaren Seitenbande verbacken. Alle Knorpel haben einen gelblichen Ton. Radiusgelenkfläche und Dreieckknorpel stehen im gleichen Niveau. Keine Kontinuitätstrennung. Das Gewebe zwischen Radius und Dreieckplatte ist aber in seiner ganzen radialen Ansatzstelle hauchdünn, von der kleinen Gelenkhöhle aus stark durchscheinend. Gelenkkapsel in toto etwas verdickt. Bewegungsfähigkeit: Elle-Speiche vollkommen frei. Der herausgeschnittene Discus ist halbmondförmig, radial in der Mitte messerscharfer Rand, gegen ulnar zu dick werdend (bis zu 3 mm). Di-

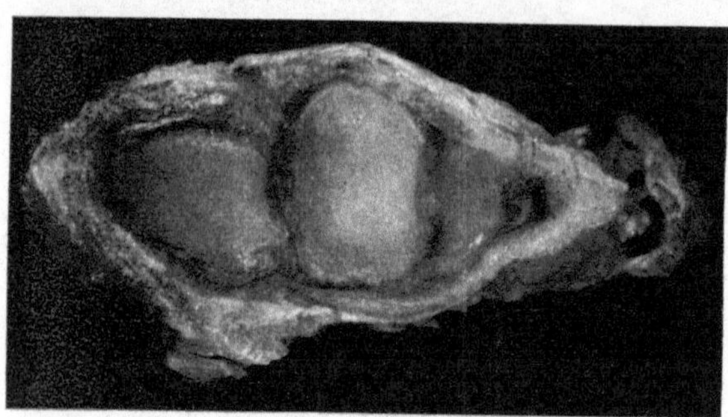

Abb. 89. Aufsicht auf die Gelenkpfanne des Handgelenkes (Fall 15).

stale Fläche: glatt, gelblich, leicht konkav. Proximale Fläche: unregelmäßig gedellt, aufgerauht, gelb.

Histologisch (Querschnitte dorso-volar): Ziemlich straffes Faserwerk, relativ zellarm, wenig Zellen in Kapseln. An beiden freien Rändern gewellte Faserzüge mit spindeligen Kernen, Oberfläche überall ziemlich glatt. Reichliche Gefäßversorgung von beiden Seiten her. Mäßige lymphocytäre und plasmocytäre perivasculäre Infiltration. In verschiedenen Schnitten verschiedenstufige degenera-

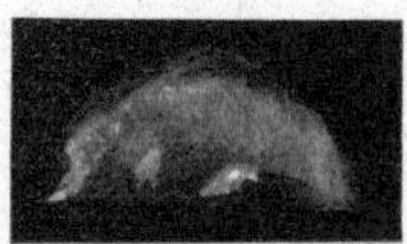

Abb. 90a. Herausgeschnittener Discus: distale Oberfläche. Lange Seite = radialer Ansatz.

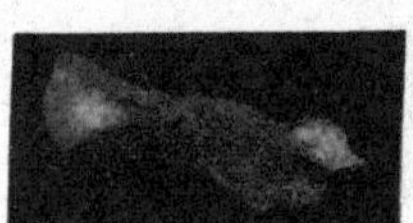

Abb. 90b. Seitenbild. Scharfer Rand gegen radial zu. Die größere sichtbare Fläche entspricht der distalen Oberfläche (Fall 15).

tive Prozesse, die aber im allgemeinen wenig stark ausgesprochen sind: geringe diffuse Verfettung, geringe schleimige Degeneration und Vakuolenbildung.

Epikrise: Der halbmondförmige Discus weist trotz des Alters des Trägers — 74 Jahre — eine verhältnismäßig geringgradige Degeneration auf, was ohne Zweifel mit der guten Vascularisation der relativ kleinen Dreieckplatte zusammenhängt.

Fall 16. Nr. 1/39, ♂, rechts; 74 Jahre.

Röntgenbild: Elle und Speiche Nullvariante. Kleines Gelenk o. B. Knochenatrophie.

Makroskopisches Präparat: (Abb. 91). Dreieckplatte und Radiusknorpel im gleichen Niveau. Gelbliche Verfärbung aller Knorpel mit weißen Spritzern und Linien im Discus. Discus etwa gleichseitig dreieckig. 3 mm ulnar vom Ansatz am Radius verläuft von dorsal nach radial ein etwa 1,5 mm breiter Schlitz, der nicht ganz an die volaren und dorsalen Ränder hinausreicht. In seiner Umgebung ist der Discus durchscheinend, dünn. In Normalstellung preßt sich das kugelige Ulnaköpfchen durch diesen Schlitz in das Handgelenk hinein. Beweglichkeit vollkommen frei. Gelenkkapsel verdickt.

Histologisch (Abb. 92 und 93) (Längsschnitte ulnar-radial): Auffallend zahlreiches straffes Gewebe bis zum Defekt. Spindelige, hintereinanderliegende Zellen, keine blasige Zellen in Kapseln. Am Defektrande sind weder Degeneration noch Narbenbildungen festzustellen. Geringgradige schleimige und fettige Degeneration. An einer Stelle im freien Rande eine Einkerbung mit etwas dichter stehenden Zellen. Die Gefäße ziehen bis weit hinaus gegen radial vom Ligamentum subcruentum her.

Epikrise: Trotz des hohen Alters finden sich auch hier auffallend geringe Degenerationserscheinungen, was ohne Zweifel, wie in anderen beobachteten Fällen, mit der stärkeren Vascularisation, als sie sonst gesehen wird, im Zusammenhang steht. Weiterhin ist hier sehr auffallend, daß am Defektrande weder Narben noch Degenerationserscheinungen festzustellen sind. Die Annahme, daß hier ein alter, weit zurückliegender traumatischer Riß vorliegt, ist jedenfalls naheliegend (im Gegensatz zu den Rissen im schwer degenerierten Gewebe, wie beispielsweise im Falle 2). Am freien Rande ist die Einkerbung mit dem geringen Zellpolster (Abb. 93) möglicherweise als Narbe zu deuten.

Fall 17. Nr. 478/38, ♂, links.

Röntgenbild: Elle-Radius Nullvariante. Kleines Gelenk o. B. Diffuse Knochenatrophie.

Makroskopisches Präparat (Abb. 94a und b): Triquetrum zum Teil mit Dreieckplatte verwachsen, so daß die beiden Teile nur scharf getrennt werden können. Discus und Radiusknorpel im gleichen Niveau, ohne Kontinuitätstrennung. Am Ansatz ist die Dreieckplatte zentral hauchdünn, gegen die Ränder zu dicker werdend, bis zu 5 mm. Die Oberfläche gegen das Handgelenk zu größtenteils mit faserigem Bindegewebe bedeckt. Gegen den Processus styloides ulnae und gegen den Radius zu ist eine glatte Knorpelschicht zu erkennen. Auf der proximalen Fläche Höckerbildung, weißliche Faserzüge, daneben eine glatte, leicht glänzende, knorplige Platte. Die normale bikonkave Form ist nicht zu erkennen.

Histologisch (Abb. 95—98) (Querschnitte dorso-volar): Straff angeordnete Fibrillen. Mittlerer Zellreichtum. Zellen in den mittleren Abschnitten in Reihen hintereinander. Unter der Oberfläche zum Teil Zellen in Brutkapseln. In einigen Schnitten ist der Rand ziemlich glatt. Am Bandansatz fibrinoider Saum mit zellreichem Polster darunter. Am gegenüberliegenden freien Rande Polypen mit homogener Grundsubstanz mit zum Teil großen blasigen Zellen. In anderen Schnitten bizarre Polypen- und Zottenbildungen, wie sonst in keinem anderen Präparate. Grundsubstanz vollkommen hyalinisiert oder schollig zerfallen, mit fibrinoiden Rändern, Brutkapseln, blasige Zellen. Mittlere schleimige Degeneration und Verfettung (wechselnd in verschiedenen Schnitten, zum Teil intracellulär, zum Teil in der Grundsubstanz). Zentral ein breiter Riß mit Zellpolstern in der Umgebung. An anderen Stellen aufgelockerte Bündel, faserige Degeneration, zum Teil rundliche Schleimherde, dann wieder feine Risse mit deutlichen Zellpolstern.

Epikrise: Es handelt sich hier um einen verletzten Discus, der zum Teil narbig mit dem Triquetrum verbacken ist. Im histologischen Bilde finden sich Bilder von Narben und feinen traumatischen Rissen (makroskopisch nicht sichtbar). Diese Risse liegen in nichtdegeneriertem Gewebe, sie zeigen in ihrer Umgebung ein geringes Zellpolster, wie es von *Tobler* für die traumatischen Meniscusrupturen

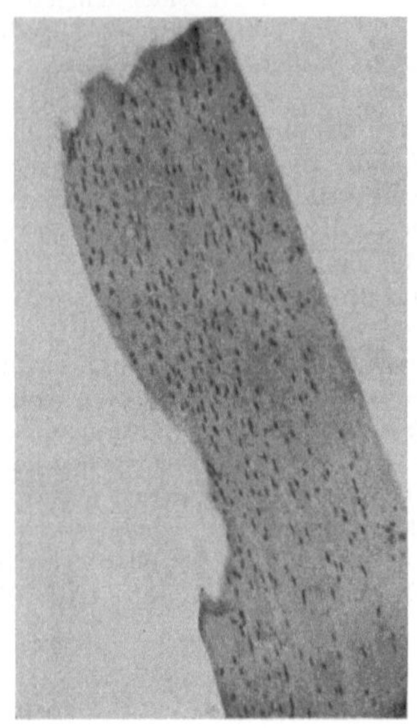

Abb. 92. Längsschnitt (ulnar-radial). Straffes Discusgewebe. Zellreich. Am Defektrande keine Degenerationen (Fall 16).

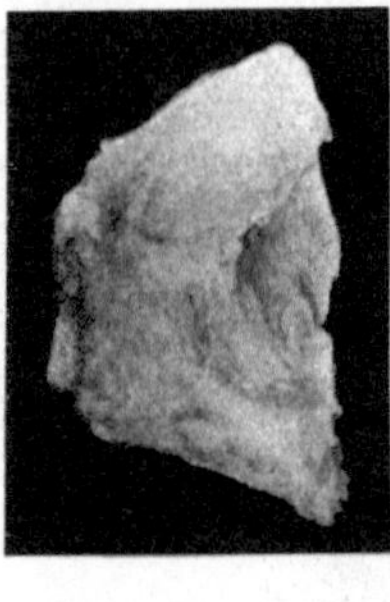

Abb. 94b. Proximale Oberfläche (Fall 17).

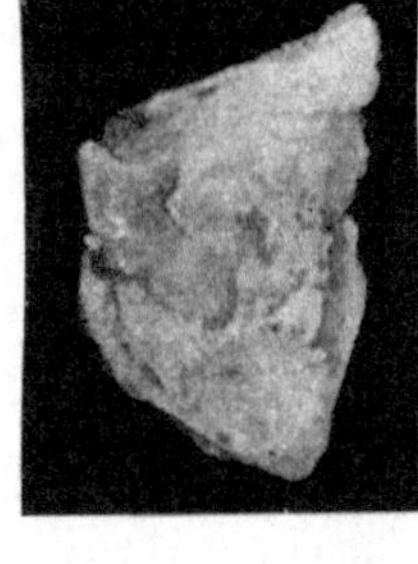

Abb. 94a. Herausgeschnittener Discus: distale Oberfläche. Lange Seite = radialer Ansatz.

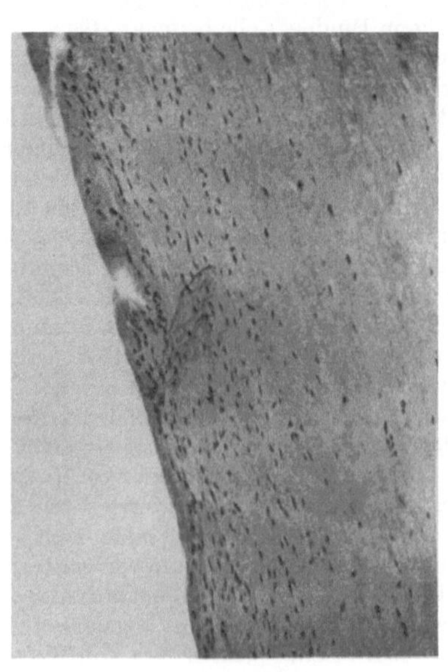

Abb. 91. Aufsicht auf die Gelenkpfanne des Handgelenkes. Spaltbildung in der Dreieckplatte (Fall 16).

Abb. 93. Längsschnitt (ulnar-radial). Kerbe am freien Rand mit leichter Zellanhäufung (Fall 16) (Narbe).

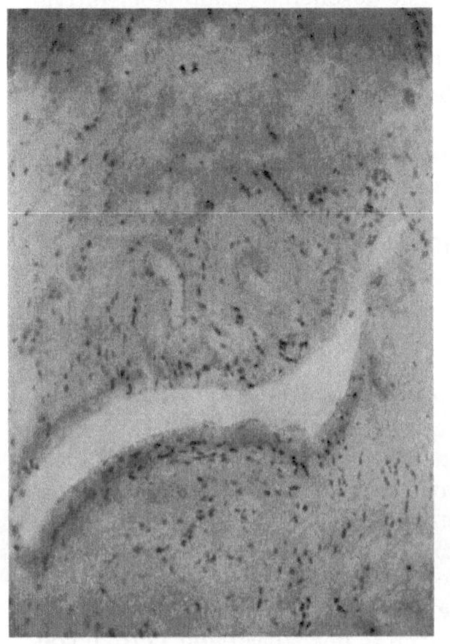

Abb. 96. Querschnitt (dorso-volar). Zentraler Riß. Glatte Ränder, zum Teil mit geringem Zellpolster umsäumt; alter traumatischer Riß (Fall 17).

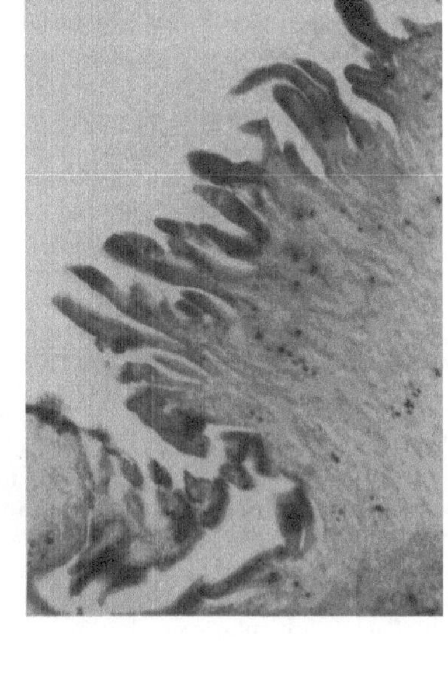

Abb. 98. Querschnitt (dorso-volar). Zottenbildung an der Oberfläche, große Buchten, polypöse Säume, teilweise Hyalinisierung der Grundsubstanz. Zellarmut (Fall 17).

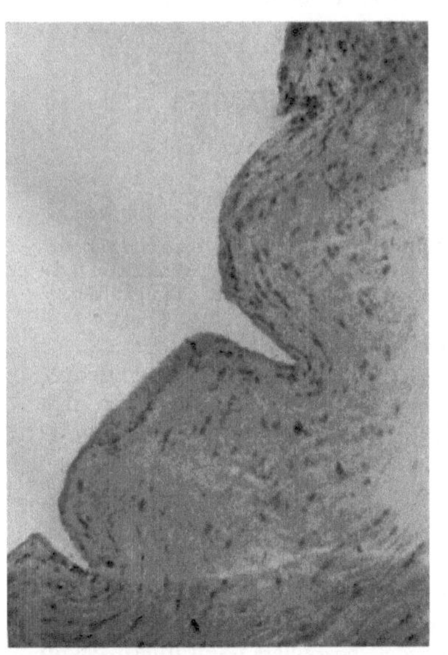

Abb. 95. Querschnitt (dorso-volar). Kerbenbildung in der Oberfläche, scharf begrenzt mit geringer Zellwucherung. Alter traumatischer Riß (Fall 17).

Abb. 97. Querschnitt (dorso-volar). Fibrinoider Saum, spindelförmige Zellpolster. Traumatischer Riß (Fall 17).

beschrieben wurde. Daneben erkennt man schwerste degenerative und proliferative Prozesse, wie sie aus den Abbildungen deutlich hervorgehen. Da die narbigen Veränderungen des Discus proximalwärts liegen (gegen das Triquetrum zu), resultiert keine Beeinträchtigung des Bewegungsspieles zwischen Elle und Speiche.

Fall 18. Nr. 269/39, ♂, rechts; 76 Jahre.

Röntgenbild: Ulna-Radius stehen auf der gleichen Höhe. Das Ulnaköpfchen ist verbreitert, die Gelenkfläche an der Rolle gewellt und zeigt proximal eine Rand-

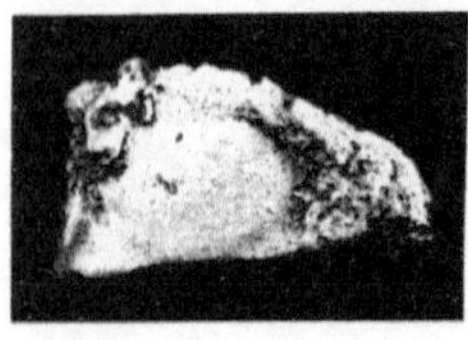

Abb. 99. Herausgeschnittener Discus: distale Oberfläche (Fall 18).

wulstbildung, die die Gelenkpfanne am Radius proximal überragt. Der Griffelfortsatz der Speiche ist unregelmäßig, zackig begrenzt.

Makroskopisches Präparat (Abb. 99): Discus steht im Niveau des Radius, dessen Gelenkpartie verschiedene feine Usuren aufweist. Distale Discusoberfläche konkav, glatt, mit einem feinen Riß ganz radial. Proximale Oberfläche faserig weiß, plan. Minimale Dicke (radialzentral) 0,5 mm, an den Rändern 4—5 mm. Das Ulnaköpfchen zeigt Pilzhutform mit starken Knorpelusuren. Der Randwulst an der Rolle zeigt einen scharfen Rand.

Histologisch (Längsschnitte radial-ulnar): Mittelstraffer Aufbau der Faserzüge. Mittlerer Zellreichtum. Distale Oberfläche leicht gezähnelt, an einer Stelle mit einer Einbuchtung, die von einem feinen Zellpolster umsäumt ist (ähnlich wie Abb. 93, 95, 97). Keine Degenerationserscheinungen in der Umgebung. Proximale Oberfläche mit plumpen Polypen und Zottenbildungen, deren Grundsubstanz zum Teil schollig zerfallen, kernarm, zum Teil hyalin umgewandelt ist. In diesem Bezirke teilweise erhebliche grob- bis feintropfige Verfettung und fibrinoider Degeneration. In einigen Schnitten circumscripte ganglionartige, schleimhaltige Bildung, ähnlich wie sie in Abb. 64 dargestellt ist. An anderen Stellen ist das Fasergefüge unter der Oberfläche stark aufgelockert, kernarm, zum Teil schleimhaltig.

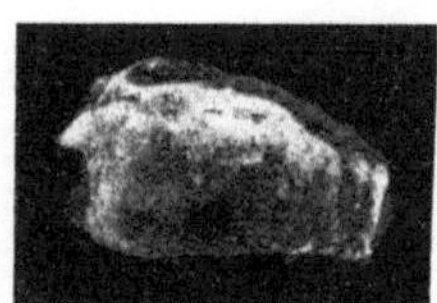

Abb. 100a. Herausgeschnittener Discus. Proximale Oberfläche mit Defektbildung.

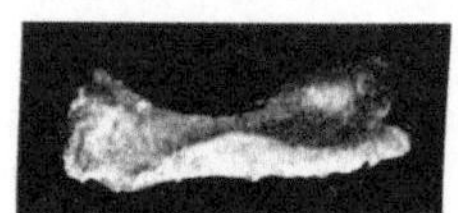

Abb. 100b. Seitenansicht: die bikonkave Form ist deutlich erkennbar. Die helle Partie entspricht der distalen Oberfläche (Fall 19).

Epikrise: Es handelt sich hier um einen teilweise erheblich entarteten Discus mit einer umschriebenen ganglionartigen Bildung. Wahrscheinlich traumatischer Natur (s. Bemerkungen zum Fall 2, S. 45). Vereinzelte Veränderungen an der Oberfläche deuten wir ebenfalls mit Wahrscheinlichkeit als alte, vernarbte, traumatische Risse (s. Bemerkungen zum Fall 17).

Fall 19. Nr. 129/39, ♀, links; 87 Jahre.

Röntgenbild: Radius-Ulna Plusvariante von 2 mm. Kleines Gelenk o. B. Knochenatrophie.

Makroskopisches Präparat (Abb. 100a und b): Discus steht im Niveau des Radiusknorpels. Distale Oberfläche: gelblich, glatt. Proximale Oberfläche: zum Teil glatt, zum Teil in breite Platten aufgefasert, besonders nach ulnar, gegen den Ansatz zu. Discus fällt steil gegen distal ulnar ab, liegt also nicht im Niveau der Radiusgelenkfläche. Er ist deutlich bikonkav. 1 mm vom radialen Rande entfernt findet sich eine rundliche Öffnung von 3:2 mm Größe, mit unscharfen Rändern. Ihre Umgebung ist stark verdünnt. Über diesen Defekt legt sich eine breite Gelenkzotte von der volaren Seite des Handgelenkes her. Aus der Discus-öffnung quillt reichlich Gelenkschmiere aus dem kleinen Gelenk. Kapsel verdickt. Ulna gegenüber dem Radius gut beweglich.

Histologisch: Das Fasergerüst ist zu einem großen Teil gut erhalten, zum Teil scholliger Zerfall und Aufsplitterung. Die ulnarwärts schönen spindeligen und zum Teil in Reihen angeordneten Zellen werden gegen den Riß zu unregelmäßig in Form und Anordnung, zum Teil große blasige Zellen, zum Teil vereinzelt in Kapseln zu zweit. Gegen den Riß zu mäßige schleimige Degeneration. An einer Oberfläche Polypenbildung wie in früher beschriebenen Fällen. In diesen Bezirken zum Teil reichlich schleimig-vakuolige Entartung (Fettfärbung schlecht geraten, so daß man kein Urteil über fettige Entartung fällen kann). Auffallend viel Gefäße, die zum Teil weit in den Discus hineinziehen.

Epikrise: Die Entartungserscheinungen sind trotz des hohen Alters mäßig ausgesprochen und beschränken sich auf einige umschriebene Bezirke. Im Bereiche des Defektes nur mäßige degenerative Veränderungen, aber keine Narbenbildung.

7. Ergebnisse der pathologisch-anatomischen Untersuchungen und ihre Beziehungen zu den klinischen und röntgenologischen Veränderungen im distalen Radioulnargelenk.

Das distale Radioulnargelenk, insbesondere der Discus articularis, weist bei unseren nicht besonders ausgewählten Präparaten sowohl im makroskopischen Bild wie im histologischen Schnitte eine bemerkenswerte Mannigfaltigkeit auf, die weitgehende Rückschlüsse auf das biologische und posttraumatische Geschehen in diesem Gebiete zulassen. Die verschiedenen Veränderungen erklären einwandfrei viele der früher geschilderten röntgenologischen und klinischen Erscheinungen. Sie weisen auch mit Nachdruck auf die Bedeutung des kleinen Gelenkes und ganz besonders auf die Rolle der Dreieckplatte hin.

Form und Größe des Discus articularis variieren stark. Neben der klassischen Form des ungefähr gleichseitigen Dreieckes mit bikonkaven glatten Oberflächen beobachtet man halbmond- und sichelförmige sowie ganz unregelmäßig gestaltete Gebilde. Während die dem Carpus zugekehrte Fläche in den meisten Fällen mehr minder glatt erscheint und ein deutliches knorpelartiges Bild darbietet, ist die Gelenkfläche gegen das Ulnaköpfchen hin in der Mehrzahl der Fälle unregelmäßig, höckerig, von groben weißlichen Faserzügen durchkreuzt, so daß der Eindruck des Knorpeligen oft vollkommen verwischt wird. Manchmal sieht man auf der proximalen und distalen Oberfläche punkt- und strichförmige weißliche, zum Teil erhabene Veränderungen. Auch die

Dicke der Dreieckplatte ist starken Schwankungen unterworfen, und zwar besonders in ihrem radialen Abschnitt, d. h. im Ansatzgebiet an der Speiche. Die minimale Dicke schwankt hier zwischen 2—3 mm und einem hauchdünnen Plättchen. Im radialen Drittel kann es auch zu feinsten, querverlaufenden Rissen kommen, zu gröberen Spaltbildungen oder zu größeren rundlichen oder unregelmäßig begrenzten Defekten, auf deren Genese wir später zu sprechen kommen.

Diese bereits makroskopisch deutlich feststellbaren Verschiedenheiten im Aufbau der Dreieckplatte bedingen auch eine ganz verschiedene Widerstandskraft gegenüber Gewalteinwirkungen. In Anbetracht der relativ geringen Zahl unserer Präparate haben wir darüber absichtlich keine Reihenversuche angestellt, um den Discus für die feingewebliche Befundaufnahme nicht zu zerstören. Bei wiederholten Prüfungen hat sich aber eindeutig erwiesen, daß beispielsweise bei einer Verschiebung eines der beiden Vorderarmknochen in der Längsrichtung (wie es bei einer Radiusschaftfraktur mit erheblicher Verkürzung der Fall ist) ein dünner Discus am radialen Ansatz einreißt oder abreißt, während ein normal gebildeter Dreieckknorpel selbst größten Gewalteinwirkungen standhält. So haben wir beispielsweise in einem Falle die Elle um 180 Grad vollkommen abgedreht, so daß das Ellenköpfchen auf die Radiusgelenkfläche zu stehen kam, ohne daß eine sichtbare Läsion der Dreieckplatte oder ihrer Ränder auftrat. Ferner wurde der Radius maximal — wie das am Lebenden niemals möglich ist — (das Präparat wurde vollkommen skeletiert, die Dreieckplatte bildete die einzige Verbindung der beiden Vorderarmknochen) um die Ulna im Sinne der Pro- und Supination herumgeführt; auch hier sahen wir nachher keinerlei Veränderungen im Discus. Bei stark verdünnten Dreieckplatten mußte dagegen bei der Präparation mit aller Vorsicht vorgegangen werden, damit kein Einriß erfolgte, der dann trotzdem nicht immer zu vermeiden war. Wir können demnach die Angaben des Anatomen *Lanz* und Chirurgen *Wachsmuth* in ihrem neuesten Werk nicht bestätigen, wenn sie schreiben, daß die Verbindung zwischen Radius und Elle praktisch als unzerreißlich gelten müsse.

Es leuchtet ohne weiteres ein, daß auch am Lebenden — je nach der Beschaffenheit des Discus — die gleiche Gewalteinwirkung zu verschiedenen Verletzungen führen kann. Während es bei einer kräftig entwickelten Dreieckplatte wegen ihrer Festigkeit unter bestimmten Voraussetzungen eher zu einem Knochenbruch kommen kann, wird ein dünnerer Discus einreißen und der Knochen intakt bleiben. Auch bei Distorsionen, unfallmäßig bedingten forcierten Umwendbewegungen u. dgl. wird die Dreieckplatte entsprechend ihrem Bau bald nicht, bald mehr oder weniger anatomisch geschädigt werden. Gemäß dem anatomischen Aufbau ist die meistgefährdete Stelle das radiale Drittel der Dreieckplatte, während die dicken ulnaren Anteile und die kräftigen Faserzüge des Ligamentum subcruentum nur in geringem Grade zu Zerreißungen disponieren.

Im Anschluß an traumatische Discusschädigungen kann es auch zu partiellen Verwachsungen und Verklebungen zwischen Dreieckplatte und Ellenköpfchen kommen, mit anderen Worten, zu einer teilweisen Gelenkverödung. Dadurch allein kann eine Einschränkung der Umwendbewegungen entstehen, ohne irgendwelche Mitbeteiligung anderer hindernder Faktoren, wie des Knochens (Brückencallus, schlechte Fragmentstellung), der Membrana interossea (narbige Schrumpfungen), der Muskulatur (narbige Veränderungen im Pronator quadratus) oder des proximalen Radioulnargelenkes. Solche Verwachsungen — wie sie beispielsweise Fall 6 und 14 darbieten —, die eine türflügelähnliche Bewegung des Radius gegenüber der Ulna verunmöglichen, weil das Scharnier „verrostet" ist, führen im Röntgenbilde zu keinerlei Veränderungen. Daran muß man bei der Beurteilung von Verletzten mit Handgelenksbeschwerden immer denken.

Die bei den Röntgenbildern der normalen Hand (Seite 13) geschilderten 3 Typen (Null-, Minus- und Plusvariante der Elle) zeigen ein verschiedenes Verhalten im Aufbau des Discus. Beim normalen Handgelenk geht der Radiusknorpel ohne Niveaudifferenz in den Discus über, gleichgültig, welcher der drei erwähnten Typen vorliegt. Bei der Minusvariante ist nur der Discus dicker, bei der Plusvariante dünner als bei der Nullvariante.

Wenn eine durch pathologische Zustände bedingte scheinbare Verlängerung der Ulna gegenüber dem Radius im Röntgenbilde festgestellt ist, so sind am Discus folgende Veränderungen zu beobachten:

a) Eine dünne intakte Dreieckplatte wird durch das Ellenköpfchen nach distal vorgebuchtet.

b) Der Discus ist teilweise eingerissen, das Capitulum ulnae stemmt sich durch den Defekt distalwärts.

c) Die Dreieckplatte ist vollkommen abgerissen, entweder an ihrem radialen Ansatz oder zusammen mit dem Processus styloides ulnae auf der ulnaren Seite.

Die schematischen Zeichnungen (Abb. 101a—f) sollen diese verschiedenen Möglichkeiten illustrieren.

Wenn man von der distalen Seite her gegen die Pfanne des Handgelenkes (Radius und Discus) einen Druck ausübt, so besteht ein deutlicher Konsistenzunterschied zwischen der unnachgiebigen Gelenkfläche des Radius und dem leicht federnden Gelenkanteil, den die Dreieckplatte bildet. Der Gelenkkopf trifft also an der Trennungsstelle zwischen Radius und Discus auf ein verschieden elastisches Widerlager. In der Regel ist es das Mondbein, das im

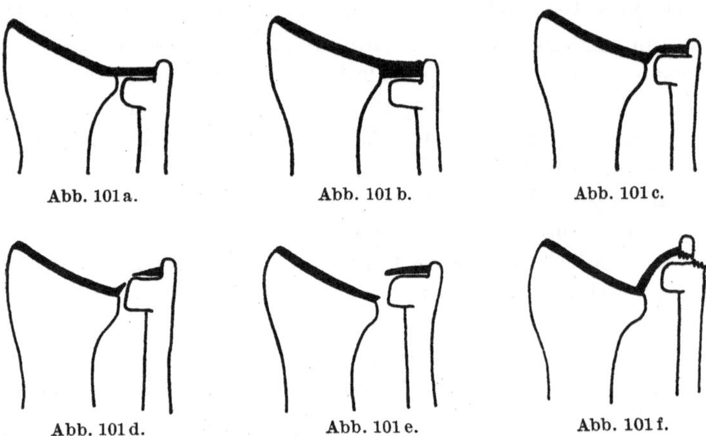

Abb. 101a.   Abb. 101b.   Abb. 101c.

Abb. 101d.   Abb. 101e.   Abb. 101f.

Abb. 101a—f. Verschiedenes Verhalten der Dreieckplatte. Dicker Strich = Radiusknorpel und Dreieckplatte. a) Nullvariante. b) Minusvariante (verdickter Discus). c) Plusvariante (Discus leicht vorgewölbt, teilweise, am radialen Teile, stark verschmälert. d) Partieller Riß des Discus. e) Vollkommener Abriß des Discus am radialen Ansatze. f) Abriß des processus styloides ulnae. Discus intakt.

Bereiche dieser verschiedenartigen Unterlage artikuliert. *Hultèn* u. a. haben deswegen angenommen, daß dadurch eine besondere Gefährdung des Mondbeines entstehe, das über die trennende Kante gebrochen werden könne. Anatomische Untersuchungen wurden aber von *Hultèn* nicht vorgenommen. Wir sind auf Grund unserer Untersuchungen der Auffassung, daß diese Annahme wohl zu Recht besteht, sie dürfte aber nicht die einzige Ursache sein, wenn man bedenkt, daß bei den vielen schweren Handgelenkstraumen die Lunatumfraktur doch nur in einer recht geringen Anzahl vorkommt.

Dasselbe ist von der Lunatumnekrose zu sagen. Wie wir früher erwähnt haben, beobachtete man in einem relativ hohen Hundertsatz gegenüber der Norm bei dieser Affektion eine Minusvariante der Ulna, die von *Hultèn* als kausal für die *Kienböck*sche

Erkrankung hingestellt wird, während andere Autoren, wie *Wette*, in dieser Beziehung skeptischer sind. Wenn wir auf Grund unserer anatomischen Untersuchungen zu dieser Frage Stellung nehmen wollen, so kommen wir zu folgender Überlegung:

Es ist ja nicht so, daß der röntgenologisch sichtbaren Minusvariante auch eine tatsächliche Stufenbildung in der Handgelenkspfanne entspricht. Die knorplige Gelenkfläche steht am Radius wie am Discus ungefähr in gleicher Höhe, d. h. in der konkaven Gelenkfläche der Pfanne besteht keine Stufe, keine Niveaudifferenz zwischen Speiche und Dreieckplatte.

Die Elastizitätsverhältnisse sind aber im Bereiche dieser anscheinend homogenen Gelenkfläche verschieden. Die dem Knochen aufliegende Knorpelschicht der Speiche stellt ein weniger elastisches Widerlager dar als die zwischen Radius und Ellengriffelfortsatz ausgespannte Dreieckplatte. Dieser durch die Art des Materials und Aufbaues bedingte Unterschied ist immer vorhanden, ob es sich um eine Null- oder Minusvariante handelt. Es ist deshalb auf den ersten Blick nicht recht einzusehen, weshalb bei der Minusvariante eine erhöhte Gefährdung für das Mondbein bestehen sollte.

Man kann sich nun aber vorstellen, daß bei einem Druck, der an der Hand zentralwärts einwirkt, ein dicker Discus — wie er bei der Minusvariante tatsächlich vorliegt — eine stärkere Abfederung zwischen Ellenköpfchen und Teilen der ersten Karpalreihe bedingt, als ein dünner, wie es bei der Nullvariante beobachtet wird. Der Elastizitätsunterschied zwischen Radius einerseits und Discus andererseits ist bei einer dicken Dreieckplatte größer als bei einer dünneren, so daß es hier — etwa bei chronisch einwirkenden geringfügigen Stößen (Preßluftgerät, Anklopfmaschinen u. dgl.) — eher zu einer Schädigung aus mechanischen Gründen kommen kann. Damit ist aber die Genese der Lunatummalacie natürlich noch keineswegs erhellt. Eine Erörterung dieser Fragen gehört aber nicht hierher (Ermüdungserscheinungen im Knochen, *Henschen* u. a.). Immerhin scheint mir dieser eine, als konstitutionell zu betrachtende Faktor, der in vielen Fällen eine Rolle spielt, als disponierendes Moment auch anatomisch geklärt zu sein.

Was die Frage eines freien Gelenkkörpers in der distalen Radioulnarverbindung betrifft — wir verweisen auf die Ausführungen auf Seite 38 —, so ist es nach unseren Untersuchungen leicht vorstellbar, daß Teile eines schon zerrissenen Discus in das kleine Gelenk gelangen und dort zu Bewegungsstörungen führen können. Ebenso ist es durchaus möglich, daß sogar kleine abgesprengte Fragmente von Handwurzelknochen der proximalen Reihe durch eine defekte Dreieckplatte in die radioulnare Gelenkhöhle eindringen können.

Im histologischen Aufbau zeigt die normale Dreieckplatte des Erwachsenen im großen und ganzen das gleiche Bild, wie es beispielsweise am Kniegelenksmeniscus vorgefunden wird und wie es *Niessen* bei seinen Serienuntersuchungen am Discus articularis des Kiefergelenkes und der Clavicularverbindungen gesehen hat. Die straffen Faserzüge, die am Ansatz und Rande mehr Bindegewebscharakter, in den übrigen Partien mehr minder Faserknorpelaussehen annehmen, verlaufen dorsal und volar in Längszügen (radio-ulnar), ebenso in den oberflächlichen Schichten proximal und distal, während sie sich in den mittleren Abschnitten und gegen den ulnaren Ansatz zu zum Teil quer, zum Teil in einem reich gekreuzten, ineinander verflochtenen Netzwerk darstellen. Der Zellreichtum nimmt gegen die Ansätze, besonders gegen die Elle hin, zu. Die einzelnen Faserzüge werden weniger straff und verlaufen leicht wellenförmig. In der Regel ist die Dreieckplatte gefäßlos. Nur am Rande, an den Kapselansätzen, wieder am stärksten gegen die Elle zu, finden sich reichliche Blutgefäße im Ligamentum subcruentum. Der freie Rand, d. h. die Oberfläche gegen das Handgelenk und gegen das Ulnaköpfchen zu, ist nicht vollkommen glatt, sondern auch unter normalen Verhältnissen leicht gewellt oder leise ausgefranst, wie das auch beim Kniegelenkzwischenknorpel bekannt ist.

Ich halte es nicht für notwendig, an dieser Stelle näher auf das reiche Schrifttum über die Meniscushistologie nach Verletzungen, in verschiedenen Altersstufen und bei verschiedenen Berufsarten einzugehen. Da aber unsere Untersuchungen in den großen Rahmen der Gelenkzwischenknorpel gehören, werden wir dort, wo es angezeigt ist, auf die Arbeiten über analoge Gebilde — vergleichsweise — eintreten. Wir erinnern hier nur an die Arbeiten von *Andreesen, Ceelen, Henschen, Ishido, Mandl, Niessen, Tobler* u. a., sowie an die zusammenfassende Darstellung von *Schaer*, der ein ausgedehntes, vollständiges Literaturverzeichnis aufführt. Die meisten dieser Autoren befaßten sich vor allem oder ausschließlich mit den Zwischenknorpeln des Kniegelenkes, während die übrigen Gelenkdisken mit wenig Ausnahmen nicht oder nur summarisch behandelt werden. Vor allem konnten wir nirgends Angaben über Untersuchungsreihen der Dreieckplatte im Handgelenk finden. Im Handbuch der speziellen pathologischen Anatomie und Histologie (*Lubarsch* und *Henke*) berichtet *F. J. Lang* über pathologische Veränderungen von Gelenkzwischenscheiben am Kiefer-, Acromioclavicular- und Brustbein-Schlüsselbeingelenk, die Dreieckplatte findet dabei keine Erwähnung. In einer eingehenden Arbeit befaßt sich *Niessen* mit den Zwischenknorpeln der Gelenke, die er systematisch untersuchte, den Discus am Handgelenk konnte er aber aus äußeren Gründen, die wir bereits an früherer Stelle erwähnten, nicht in den Kreis seiner Betrachtungen ziehen.

In Übereinstimmung mit den bisherigen Arbeiten über die Kniegelenksmenisken und andere Zwischengelenksknorpel, können wir die dort gemachten Erfahrungen im allgemeinen, was die degenerativen Erscheinungen betrifft, bestätigen. Es war auch nicht anders vorauszusehen, da man besonders nach der eingehenden systematischen Bearbeitung von *Niessen* weiß, daß die am Kniegelenkmeniscus beschriebenen Degenerationen nicht etwa an die besonderen Verhältnisse dieses Gelenkes gebunden sind, sondern das gesamte System der Zwischenknorpel betreffen, und zwar nicht nur beim Menschen, sondern auch beim Tier (Rind). Die Zahl der von uns untersuchten Disken ist natürlich zu klein, um aus ihnen allein weitgehende bindende Schlüsse ziehen zu dürfen. Da wir aber eine gewisse Parallelität in unseren Befunden mit größeren Reihenuntersuchungen an anderen analogen Gebilden fanden, so berechtigt das doch selbst bei größter Kritik, gewisse allgemeine Schlußfolgerungen zu ziehen.

So ist es augenscheinlich, daß die Degenerationen in der Regel auch an der Dreieckplatte mit zunehmendem Alter intensiver werden. Die verschiedenen degenerativen und proliferativen Erscheinungen wurden in der Beschreibung der einzelnen Präparate wiedergegeben, so daß wir hier — um Wiederholungen zu vermeiden — verzichten können, darauf nochmals im einzelnen einzugehen. In Übereinstimmung mit den Untersuchungen an anderen Gelenkdisken (*Niessen* u. a.) fanden wir regelmäßig fettige Entartung, dann häufig schleimige Herde, asbestartige Degeneration, scholliger Zerfall der Fasern, Hyalinisierung der Grundsubstanz. Mit fortschreitendem Alter treten immer mehr Kombinationen aller dieser Veränderungen auf. Auffallend ist die häufig gefundene Polypen- und Zottenbildung an der Oberfläche, besonders auf der distalen Seite, mit aufgeblasenen Zellen, Brutkapseln, hyalinisierter Grundsubstanz und teilweise fibrinoiden Säumen. Schnitte ohne degenerative Veränderungen haben wir überhaupt keine gesehen. (Der jüngste erfaßte Fall war allerdings schon 39jährig.)

Auf einige Punkte muß hier nun noch näher eingegangen werden. Es betrifft dies vor allem die Frage von eventuell traumatisch bedingten Veränderungen. In erster Linie drängte sich diese Fragestellung bei den bereits makroskopisch sichtbaren Defektbildungen in der Dreieckplatte auf. Man kennt solche Defekte auch bei Gelenkdisken am Kiefer- und an den Schlüsselbeingelenken. Die meist sehr hochgradigen degenerativen und proliferativen Veränderungen am Defektrand und seiner Umgebung, wie wir sie früher beschrieben haben, ohne jegliche Zeichen einer Narbenbildung, lassen darauf schließen, daß es sich um Risse im bereits geschädigten Discus handelt. (Wir verweisen auf die neuesten Arbeiten von *Tobler*, in der er die Unterschiede zwischen traumatischem und spontanem Riß sehr schön herausdifferenziert.) Ob die hier beobachteten Risse nun spontan oder anläßlich einer Gewalteinwirkung entstanden sind, läßt sich nicht entscheiden. Von den Kniegelenksmenisken weiß man, daß es bei hochgradiger Degeneration auch ohne ein Unfallereignis zu Einrissen kommen kann. Es ist sicher berechtigt, auch beim Discus des Radioulnargelenkes dasselbe anzunehmen. Die gleichen Überlegungen gelten für jene Risse, die sich im Innern der Scheibe vorfinden, sofern sie in degenerierten und hyalinisierten Inseln, inmitten normaler Faserstruktur, beobachtet werden. In allen Fällen von Arthritis deformans der knöchernen Gelenkkörper fanden sich meist schwere Veränderungen der Dreieckplatte.

Daneben kommen aber unzweifelhaft echte, traumatisch entstandene Einrisse im gesunden Gewebe vor, wie sie bei der Besprechung der Einzelfälle beschrieben wurden. Diese sind an ihrem histologischen Aufbau, wie das von *Tobler* gezeigt wurde, zu erkennen. ·Neben kleinen, nur mikroskopisch erfaßbaren Einrissen ist bestimmt auch ein Teil der von den Anatomen erwähnten und hier mehrfach beobachteten Defektbildung als rein traumatisch anzusprechen. Wir verweisen in dieser Beziehung besonders auf die Fälle 10 und 17 unserer Untersuchungsreihe.

An einzelnen Dreieckplatten sind traumatisch bedingte Veränderungen nachgewiesen, ohne daß man zugleich Verletzungen des Knochens feststellen konnte. Dadurch werden die im klinischen Teil der Abhandlung gemachten Ausführungen über isolierte Discusschädigungen durch Distorsionen usw. bestätigt.

Bei Fall 17 wäre immerhin noch an die Möglichkeit einer Spontanruptur in einem histologisch nicht erkennbar degenerierten Gewebe zu denken, da nach *Henschen* nicht so sehr die Tatsache einer vorbestehenden Degeneration ein hauptentscheidender Faktor ist, als vielmehr die effektive Dauer- und Arbeitsfestigkeit des Materials. Auch ein anscheinend wenig oder unauffällig veränderter Zwischenknorpel kann nicht mehr „arbeitsfest" sein und auf zu lange oder übermäßige Beanspruchung seiner Schwingungsfestigkeit nicht mehr geeicht sein. Nach *Henschen* ist also nicht so sehr eine grobe degenerative Veränderung der Zwischenknorpelstruktur wesentlich, so lange diese Umbaumetamorphose ein Schutz- und Anpassungsvorgang an erhöhte mechanische Ansprüche ist. Wesentlich wären nur ein örtlicher Materialfehler oder Fehl- und Schwachstellen, die aber histologisch nicht faßbar zu sein brauchen.

Bei Fall 10 ist die rein traumatische Genese der Discusverletzung bei einer Radiusfraktur unzweifelhaft.

Einer besonderen Besprechung bedarf der beim Präparat 15 erhobene Befund. Trotz des hohen Alters finden sich hier beinahe keine Degenerationserscheinungen. Dagegen dringen in diesen Discus die Gefäße bis über die Hälfte seiner Ausdehnung nach radial vor, und zwar so ausgesprochen, wie wir das in keinem anderen Falle gesehen haben. Der Grund für dieses Verhalten ist nicht zu erkennen. Vielleicht lag hier einmal eine Verletzung vor, in deren Gefolge eine vermehrte Vascularisation eingetreten ist. Jedenfalls hängen aber die fehlenden Degenerationserscheinungen mit der guten Durchblutung des Discus zusammen.

Wenn wir unsere Ergebnisse mit den von *Niessen* gewonnenen Erfahrungen an anderen Gelenkdisken vergleichen, so erhalten wir den Eindruck, daß an der Dreieckplatte die degenerativen und proliferativen Veränderungen im allgemeinen einen größeren Umfang annehmen als an den Disken der Clavicula- oder Kiefergelenken. Vor allem betrifft dies die proliferativen Vorgänge: die chondroiden Wucherungen, die Polypen- und Zottenbildung mit ihrer hyalinen Umwandlung der Grundsubstanz.

Wir sind der Auffassung, daß die Überlegung von *Schaer*, die er in seiner Meniscusmonographie über die Bildung von hyalinem Knorpel am Kniegelenksmeniscus als Hypothese erwähnt, auch für den Discus des Handgelenkes zutrifft. Der Dreieckknorpel wird in erster Linie auf Zug beansprucht (Rotationsbewegungen). Für diese Belastung eignet sich sein Faserknorpel in hohem Maße. Wenn nun eine vermehrte Beanspruchung auf Druck erfolgt, so wird der dazu ungeeignete Faserknorpel hyalin umgewandelt, da überall im Körper, wo erhebliche Druckbelastungen bestehen, hyaliner Knorpel als geeignetes Material vorhanden ist. Wie wir früher gesehen haben, erschöpft sich die Funktion des Drieckknorpels nicht nur in der Rolle eines distalen Seitenbandes des Radioulnargelenkes, sondern bildet zugleich einen Teil der Gelenkpfanne für die Ulna einerseits und den Handgelenkskopf andererseits. In dieser Funktion erfolgt aber unzweifelhaft eine Druckbelastung, die es erklärlich machen würde, daß im Laufe der Zeit versucht wird, den Faserknorpel an den Stellen des stärksten Druckes in hyalinen Knorpel umzuwandeln, wie das bei älteren Individuen zum Teil tatsächlich der Fall ist. Daß diese Umwandlung an Rißrändern am deutlichsten zum Ausdruck kommt, vermag diese Auffassung weiterhin zu unterstützen, da wir gesehen haben, daß sich die Ulna tatsächlich an und in die Defekte anstemmt und so eine erhebliche Druckkomponente verursachen kann. Ganz besonders klassisch ist diese Umwandlung im Fall 10, wo sich nach einer schlecht reponierten Radiusfraktur die relativ zu lange Elle gegen den Discus anstemmt und ihn nach distal verschiebt (Seite 54).

8. Die Behandlung der Verletzungen im distalen Radioulnargelenk.

Über die Therapie können wir uns kurz, summarisch fassen. Es handelt sich hier nicht darum, neue therapeutische Wege aufzudecken. Die richtigen Behandlungsarten sind bekannt. Wir brauchen sie hier nicht aufzuzählen. Sie werden vielfach nur nicht richtig angewendet, weil die Diagnose der Schädigung im distalen Radioulnargelenk entweder nicht gestellt oder ihr zu wenig Bedeutung für den ganzen Verlauf beigemessen wird.

Bei Distorsionen des Handgelenkes mit Läsion des kleinen Gelenkes (siehe die Symptomatologie Seite 14) garantiert eine zweckmäßige Ruhigstellung in vielen Fällen eine Vernarbung von Discus- und Kapselrissen. Die Hand soll dabei in Mittelstellung (leichte Dorsalflexion der Hand und geringe ulnare Abduktion) fixiert werden, da wir gesehen haben, wie bei forcierter Pro- oder Supination die lose Kapsel des kleinen Gelenkes in Falten gelegt wird, die bei längerer Ruhigstellung verkleben und so zu Versteifungen (Rotationsbewegungen) führen können. Liegt zugleich eine Subluxation des Ellenköpfchens vor, die zu Beschwerden und Funktionsstörungen führt, so gelangt man mit einer mehrwöchigen strengen Gipsfixation öfters zu einem anatomisch und funktionell befriedigenden Resultat. In einem großen Teil der Fälle verursacht aber eine zurückbleibende leichte Subluxation der Ulna keinerlei Beschwerden. Das Tragen eines ledernen Kraftbandes gibt dem Patienten öfters einen guten Halt.

Ist der Discus teilweise zerrissen oder anatomisch so geschädigt, daß er zu Blockadeerscheinungen führt, ist eine operative Revision des kleinen Gelenkes zu empfehlen: Abtragen und Glätten der verdickten Discusränder, Entfernung ausgesprengter Stücke, Ersatz der Haltewirkung eines zerrissenen oder geschwächten Discus durch Befestigung des Discusrestes am Ligamentum radio-carpale dorsale (*Hinrichsmeyer*). Bis heute sind solche Eingriffe nur spärlich erfolgt. Mit zunehmender Kenntnis der Verletzungen der Dreieckplatte und der entsprechenden Würdigung ihrer Bedeutung wird man unseres Erachtens in vermehrtem Maße zur operativen Therapie übergehen.

Bei den Luxationen des Ellenköpfchens — sofern sie Beschwerden machen — werden verschiedene Verfahren angegeben, die mit wechselndem Erfolg angewendet werden. Wir verweisen auf die zusammenfassende Arbeit von *Henschen*: „Die Operation der Luxatio ulnae im unteren Radioulnargelenk." Neben der Kapselorraphie, der knöchernen Verankerung der luxierten Ulna, der Arthrodese des unteren Radioulnargelenkes, der Resektion des luxierten Capitulum ulnae, der korrigierenden Osteotomie und den knochenplastischen Operationen, interessiert hier am meisten die Wiederverankerung des luxierten Ellenköpfchens durch künstlichen Bandersatz. Die Fülle der Methoden kennzeichnet die therapeutischen Schwierigkeiten. Bei der zuletzt erwähnten Operationsart erfolgt der Bandersatz entweder durch freie Fascientransplantation oder durch eine diskale Plastik (analog der von *Henschen* angegebenen Operation der Sternoclavicularluxation) oder schließlich Bandersatzplastik mittels freier Periosttransplantation. Der Perioststreifen wird in straff gespannter Achterschlinge entweder durch dorso-volare Bohrkanäle beider Knochen geführt oder nur am Radius transostal, an der Ulna dagegen ringbandförmig gelegt. *Henschen* hat mit der letzten Methode gute Erfolge erreicht.

Für die Frakturen im Bereiche eines oder beider Vorderarmknochen in der Epiphyse oder im Schaft müssen wir auf die Forderung einer exakten Reposition verweisen. Wenn auch vielerorts — und das mit Recht — gegen die starre, dogmatische Postulierung einer genauen anatomischen Reposition Einspruch erhoben wird, indem man auf die öfters auffallende Diskrepanz zwischen Form und Funktion aufmerksam macht, so zeigen doch die mannigfachen Erfahrungen, daß gerade hier eine exakte Reposition und genügend lange Fixation die wichtigsten Vorbedingungen für eine folgenlose Heilung darstellen. Den Verhältnissen in der distalen radioulnaren Verbindung ist bei der Behandlung jeder Frakturform weitgehende Beachtung zu schenken, wenn man Spätschäden vermeiden will. Wir möchten deshalb mit allem Nachdruck nochmals auf den Wert der genauen Einrichtung hinweisen, mit dem Satz von *Matti* (Die Knochenbrüche und ihre Behandlung): „Bei den mit Verschiebung einhergehenden Radiusbrüchen ist erstes und unumgängliches Gebot eine möglichst vollkommene Reposition." Die Tatsache, daß auch hier gewisse vereinzelte Fälle trotz ungünstiger anatomischer Form befriedigende Funktion aufweisen, ist unseres Erachtens kein Grund für einen therapeutischen Nihilismus oder eine therapeutische Ungenauigkeit.

Kurz vor der endgültigen Bereinigung dieser Arbeit sind wir im Brit. J. Surg. **27** (1940) auf zwei Arbeiten gestoßen, die sich ebenfalls mit der Frage der Verletzung des kleinen Gelenkes bei Radiusfrakturen beschäftigen. Auf Grund seiner klinischen und experimentellen Studien kommt *Mayer* zum Schluß, daß die Collesfraktur bei Supinationsdrehung des distalen Fragmentes und bei Schädigung des kleinen Gelenkes in vollkommener Pronation, leichter Volarflexion und ulnarer Abduktion der Hand fixiert werden müsse, wobei der Ellbogen in Rechtswinkelstellung mit in den Gipsverband einbezogen wird. Der Gips reicht von dem Mittelhandköpfchen bis etwa Mitte Oberarm. Nur durch diese Therapie können, so schreibt der Verfasser, die bisher ungenügenden Spätresultate gebessert werden. Wir erinnern in diesem Zusammenhang, daß auch *Matti* u. a. bei Radiusfrakturen mit hartnäckiger und ausgeprägter Dorsalverschiebungstendenz nicht das Normalverfahren (Dorsalextensionstellung der Hand), sondern Fixation in starker Volarflexion für einige Zeit empfiehlt. Die Beugestellung des Ellbogens entspricht dem altbekannten Prinzip der Semiflexion. Die zweite der erwähnten Arbeiten von *Hyman* und *Martin* bringen keine neuen therapeutischen Gesichtspunkte.

Frakturen, die jeglicher konservativer Therapie trotzen, besonders wenn sie erst nach einigen Tagen oder noch viel später zur Behandlung kommen, sollen blutig angegangen werden, da nur durch ein operatives Vorgehen eine richtige Fragmentstellung — und dadurch eine anatomische Restitution des kleinen Gelenkes — erzwungen werden kann.

Bei Korrekturen von alten, schlecht stehenden Frakturen mit erheblicher Sprengung des kleinen Gelenkes und starker Verkürzung des Radius kann unter Umständen eine Verkürzung der Elle durch Teilresektion zur Besserung führen (*Montant*). Oder man versucht den verkürzten Radius zu verlängern, indem man nach Durchmeißlung der alten Frakturstelle einen Schienbeinspan in die stufenförmige Anfrischung hineinpaßt, der die Fragmente auseinanderdrängt und damit die Verkürzung ausgleicht. *Schulze* aus der Klinik Hohenlychen hat kürzlich über 12 so mit Erfolg operierte Verletzte berichtet.

Besteht nach einer Radiusfraktur eine andauernde schmerzhafte und funktionsstörende Schlaffheit der distalen radioulnaren Verbindung, die auch durch das Tragen eines ledernen Armbandes nicht behoben werden kann, so empfiehlt *Lippmann* — mit Recht — operative Revision. Ist der Discus zerrissen oder gezerrt, so soll er entfernt werden, da bei Unversehrtheit des dorsalen radioulnaren Ligamentes die Gelenkfunktion auch nach der Discusentfernung garantiert bleibt.

Bei Pseudarthrosenoperation am Radius ist darauf zu achten, daß durch die Resektion der Pseudarthrosenstelle nicht eine noch stärkere Verkürzung der Speiche und damit unfehlbar eine erhebliche Schädigung des kleinen Gelenkes eintritt. *Thomsen* verlangt deshalb, daß die Verkürzung des Radius nach Resektion der Pseudarthrose durch eine Längsextension am distalen Radiusende oder an der Hand bis zur Konsolidation verhindert werde. Eventuell muß die Elle durch eine Z-förmige Verkürzung das richtige Längenverhältnis der Knochen herstellen.

Bei der Fraktur des Radiusköpfchens muß man daran denken, daß durch seine Exstirpation eine Verkürzung des Radius zustande kommt, die sich zwangsläufig auch auf die distale Verbindung mit der Elle auswirkt. Wir halten deshalb dort, wo es angängig ist, die blutige Reposition mit Erhaltung des Köpfchens (*Descoeudres, Madlenen-Wienert, Matti, Oppholzer, Pfab, Thomsen* u. a.) — Drahtumschlingung, Nagelung, Fascienschlinge — für die physiologische Behandlungsart.

Diese kurzen Bemerkungen zur Therapie mögen an dieser Stelle genügen. Es kann sich ja — wie wir bereits erwähnt haben — nicht darum handeln, näher auf den reichen Fragenkomplex der Frakturbehandlung von Radiusbrüchen einzutreten. Den Hauptzweck unserer Untersuchungen sehen wir darin, die Aufmerksamkeit auf die Schädigungen der distalen Radioulnarverbindung zu lenken. Die Mittel zu ihrer Behebung sind bekannt, man hat sie nur anzuwenden, sobald die Diagnose gestellt ist.

9. Begutachtungsfragen. Versicherungstechnisches.

Auf Grund der eingehenden Beschäftigung mit den traumatischen Veränderungen am kleinen Gelenk — sowohl bei frischen Verletzungen wie bei Invaliditätsfällen und an anatomischen Präparaten — muß als wichtigstes Ergebnis für den behandelnden Arzt wie für den Gutachter hervorgehoben werden: Den Verhältnissen am distalen Radioulnargelenk muß unbedingt mehr Rechnung getragen werden. Diese Erkenntnis hat noch viel zu kleine Kreise gezogen, das wohl deshalb, weil selbst von Gutachtern oft zu Rate gezogene Standardwerke sich über diese Verhältnisse entweder ganz ausschweigen, oder sie nur beiläufig erwähnen.

Jeder Gutachter muß es sich zur Pflicht machen, bei Verletzungen der oberen Extremität das kleine Gelenk eingehend zu untersuchen. In erster Linie ist hier der klinische Befund, wie er auf Seite 14 ff. geschildert ist, für die Beurteilung maßgebend. Wir rekapitulieren kurz den

Gang der Untersuchung und die klinische Symptomatologie.

Inspektion	Palpation	Funktion
a) Verhalten des Ulnaköpfchens zum Radius: Subluxations- und Luxationsstellung nach volar, dorsal oder distal. Vergleich mit Gegenseite!	a) der Gelenkspalte zwischen Ulna und Radius von dorsal her: Verdickung. Infiltration. Reiben, Knacken. Druckempfindlich.	a) Rotationsbewegungen: Vor allem Störung der Supination. Schmerzen. Reiben, Knacken. Einklemmungserscheinungen.
b) Weichteile: Schwellung in der Gegend des kleinen Gelenkes dorsal (selten).	b) des Ulnaköpfchens und der Gegend direkt distal davon: Verdickung. Schmerzhaft.	b) Dorsovolare Verschiebung der Ulna gegen den Radius: Abnorm beweglich. Schmerzhaft. Reiben, Knacken. (Kontrolle der Gegenseite!)
c) Stellung der Hand: Radiale Abduktion.	c) Kompression (Zangengriff) von distaler Elle und Speiche: Schmerzen im kleinen Gelenk.	c) Seitliche Verschiebung der Ulna zum Radius (Zangengriff): Gelenkschluß gelockert. Schmerzhaft. Knacken.
d) Evtl. inspektorisch vollkommen normaler Befund.	d) Von der volaren Seite her ist nichts Sicheres zu palpieren.	d) Ab- und Adduktion der Hand: Ulnare Abduktion behindert. Schmerzhaftigkeit.

Das Röntgenbild ist in vielen Fällen eine wertvolle Ergänzung, man muß aber daran denken, daß erhebliche Verletzungen des kleinen Gelenkes radiologisch nicht faßbar sind (Kapselrisse, teilweise Zerreißungen des Discus, Verwachsungen zwischen der Dreieckplatte und der Ellengelenkfläche, Verdickungen des Discusrandes u. a. m.). Andererseits können selbst bei hochgradigen radiologischen Veränderungen ausnahmsweise gar keine oder nur unbedeutende Beschwerden und Funktionsstörungen vorhanden sein.

So wenig man eine vermehrte Verschieblichkeit des Ellenköpfchens gegenüber der Speiche unter allen Umständen als pathologisch und invaliditätsbedingend ansprechen darf, so wenig ist es erlaubt, Klagen eines Patienten über lokalisierte Schmerzhaftigkeit, Kraftlosigkeit u. dgl. ohne weiteres als Übertreibung oder gar als Simulation abzutun. Diese Gefahr ist erfahrungsgemäß dann ganz besonders vorhanden, wenn solche Beschwerden — wie wir im vorstehenden wiederholt nachgewiesen haben — erst eine gewisse Zeit nach dem Abklingen der primären Unfallfolgen (Frakturen, Distorsionen, Kontusionen) auftreten.

Wer systematisch das kleine Gelenk untersucht, wird leicht imstande sein, die Angaben der Verletzten auf ihre Richtigkeit zu prüfen. Er wird bei festgestellter Schädigung diesen Faktor auch bei der Invaliditätsschätzung in Rechnung stellen können.

Wenn wir an dieser Stelle noch einige Punkte speziell hervorheben, so tun wir das deshalb, weil sie nach unserer Erfahrung manchmal bei Expertisen übersehen werden.

Einmal sind es die Spätbeschwerden im Handgelenk bei gelenkfernen Vorderarmbrüchen eines einzelnen oder beider Knochen, und zweitens die Frakturen an der ulnaren Kante der Radiusepiphyse, die ins kleine Gelenk hineingehen. Bei den ersteren empfiehlt es sich immer, noch eine Radiographie des Handgelenkes vorzunehmen. Bei den letzteren wird diese Bruchart primär teilweise übersehen, besonders wenn noch andere, mehr in die Augen springende Schädigungen nachweisbar sind, wie etwa eine Fraktur im Bereiche der Handwurzelknochen. Nicht selten wird man erst durch eine nach Monaten auftretende Arthritis deformans auf die primäre, übersehene Fraktur hingewiesen.

Ferner ist daran zu denken, daß das distale Radioulnargelenk mit seinem Gelenkdiscus ganz besonders zu posttraumatischen degenerativen Veränderungen neigt.

Im übrigen sind bei jeder Begutachtung die in den früheren Abschnitten behandelten Tatsachen entsprechend zu berücksichtigen.

Und nun noch einige Bemerkungen, die sich auf die besonderen Verhältnisse der Versicherten beziehen.

Es ist noch zu prüfen, ob in jenen Fällen, wo der Discus anläßlich eines unbedeutenden Unfallereignisses wegen hochgradiger Degeneration ein- oder abreißt, was bei völlig normalem Gewebe nicht eingetreten wäre, eine Aufteilung der Kausalität in Frage kommt, wie das für schweizerische Verhältnisse nach dem Gesetze möglich ist (Art. 91 des KUVG.), wenn durch diese Komplikation die übliche Heildauer, z. B. einer Distorsion, verlängert wird. Der betreffende Gesetzesartikel lautet: „Die Geldleistungen der Anstalt werden entsprechend gekürzt, wenn die Krankheit, die Invalidität oder der Tod nur teilweise die Folge eines versicherten Unfalles sind." Theoretisch wäre dieses Vorgehen — in Analogie beispielsweise zu gewissen Meniscusverletzungen des Kniegelenkes — durchführbar. Tatsächlich ist dieser Weg aber nicht beschreitbar, da man sich nur in den allerseltensten Fällen über den histologischen Bau des Discus am Lebenden orientieren kann. Man wird praktisch auf die Bedeutung des Unfallereignisses abstellen und dann nach dem Alles- oder Nichtgesetz urteilen müssen.

Zur Frage, ob die bei vielen Fällen von Lunatummalacie beobachtete Minusvariante der Elle sich irgendwie bei der Begutachtung dieser Affektion, bei der

Frage nach der Ätiologie, verwerten läßt, haben wir uns bereits auf S. 68 geäußert, so daß wir hier nicht mehr darauf eintreten. Dagegen wäre noch zu prüfen, ob bei ausgesprochener Minusvariante eine Kürzung der Geldleistungen an den Versicherten nach Art. 91 in Betracht falle. Die Minusvariante ist eine konstitutionelle Besonderheit und nicht als krankhaft zu bezeichnen. Gemäß ständiger Rechtsprechung darf aber eine Konstitutionsanomalie kein Kürzungsgrund sein. Für die praktische, versicherungstechnische Erledigung solcher Fälle ist also das Bestehen einer Minusvariante vollkommen belanglos.

Eindeutig läßt sich dagegen die Frage nach einer Kürzung der Geldleistungen dort beantworten, wo man einwandfreie pathologische, vom Unfall unabhängige, vorbestehende Veränderungen im Bereich der Articulatio radio ulnaris distalis feststellen kann, wie etwa eine alte Arthritis deformans. Die Situation ist hier restlos klar. Selbstverständlich darf aber eine Kürzung erst nach sorgsamer Abwägung aller mitbeteiligten Faktoren in jedem Einzelfalle vollzogen werden.

10. Schlußbetrachtungen. Zusammenfassung.

1. Anstoß zu der vorliegenden Arbeit gaben uns verschiedene, sich immer wiederholende Beobachtungen an frischen und alten traumatischen Schädigungen des Handgelenkes und des Vorderarmes bei Versicherten der Schweizerischen Unfallversicherungsanstalt. Es handelt sich dabei um subjektive Beschwerden und objektive Veränderungen bei Verletzungen des distalen Radioulnargelenkes nach Frakturen, Distorsionen usw.

2. Erfahrungsgemäß wird diesen Läsionen oft eine zu geringe Bedeutung beigemessen, obwohl es im Schrifttum nicht an Hinweisen mangelt, die auf die wichtige Rolle der Schädigung dieses „vergessenen" Gelenkes aufmerksam machen. Eine eingehende Bearbeitung des ganzen Gebietes, insbesondere pathologisch-anatomische Reihenuntersuchungen der Dreieckplatte, liegen aber bisher noch nicht vor. Wir haben deswegen in der vorliegenden Abhandlung versucht, diese Lücke auszufüllen.

3. Nach der Darstellung der normalen Anatomie, der Physiologie und des normalen Röntgenbildes werden die pathologischen Verhältnisse klinisch und röntgenologisch beleuchtet. Ferner haben wir an 19 von Leichen gewonnenen Handgelenken das Radioulnargelenk eingehend makroskopisch und histologisch untersucht und dabei insbesondere die Verhältnisse an der Dreieckplatte überprüft.

4. Diese verschiedenen Untersuchungen unter Berücksichtigung des einschlägigen Schrifttums zeitigen kurz zusammengefaßt folgendes Ergebnis:

a) Der normale Discus articularis zeigt in der Regel einen faserknorpeligen Aufbau. Analog anderen Gelenkdisken und Menisken lassen sich mit steigendem Alter zunehmende degenerative und proliferative Erscheinungen im Discusgewebe nachweisen.

Die Dicke der Dreieckplatte ist nicht konstant, sie variiert bei den im normalen Röntgenbild festgestellten 3 Typen: bei der Minusvariante der Elle ist sie dicker und bei der Plusvariante dünner als bei der Nullvariante.

b) Am Discus sind folgende pathologische Veränderungen festzustellen:

aa) Das physiologische Maß übersteigende Entartungserscheinungen mit Rißbildung im degenerierten Gewebe.

bb) Traumatische Veränderungen wie: grobe Defekte, Risse, Narben, ganglionartige Herde.

Solche Beobachtungen macht man nicht nur nach Radiusfrakturen, sondern auch bei Fällen, in denen der Knochen vollkommen intakt ist.

cc) Narbige Verwachsungen zwischen der Dreieckplatte und der distalen Ellengelenkfläche, die das freie Bewegungsspiel zwischen Radius und Ulna schwer beeinträchtigen.

dd) Umwandlung des Faserknorpels in hyalinen Knorpel als Anpassungserscheinung bei vermehrter Beanspruchung auf Druck (z. B. bei relativer Verlängerung der Elle nach Radiusfrakturen).

c) Die am Sektionsgute gefundenen Veränderungen sowie Beobachtungen bei Operationen am Lebenden und experimentelle Versuche liefern ein eindeutiges Beweismaterial für die im distalen Radioulnargelenk sich abspielenden Prozesse bei bestimmten Verletzungsarten. Dabei fallen in Betracht:

aa) Alle Frakturen des Radius, die zu einer Störung im ursprünglichen Längenverhältnis zwischen Speiche und Elle führen. Die Schädigung kann dabei primär eintreten (z. B. Quer- und Schrägbruch an Epiphyse, Schaftbrüche) oder sekundär (Radiusköpfchenfraktur oder -exstirpation). Infraktionen im Bereiche der Incisura ulnaris radii werden öfter übersehen, sie können zu erheblichen Spätbeschwerden führen.

bb) Frakturen der Ulna, vor allem intraartikuläre Köpfchenbrüche, Abrisse des Processus styloides ulnae.

cc) Seltener Frakturen beider Vorderarmknochen.

dd) Distorsionen und Kontusionen des Handgelenkes ohne gleichzeitigen Knochenbruch.

d) Die klinischen und röntgenologischen Erscheinungsformen der Verletzungen im distalen Radioulnargelenk bieten ein charakteristisches Bild, dessen Symptomatologie in den entsprechenden Kapiteln der Arbeit dargestellt ist: Subluxation bis

Luxation der Elle nach dorsal, volar und distal, Lockerung des Gelenkes, Schmerzhaftigkeit an umschriebener Stelle bei direktem Druck und seitlicher Kompression, sowie bei Bewegungen, Knirschen und Knacken im kleinen Gelenk, Störungen der Bewegungsfähigkeit, Blockadeerscheinungen usw. Wichtigkeit der Spätstörungen (Arthritis deformans). Vorsicht bei der Beurteilung, wenn das Röntgenbild negativ ist! (irrtümlicher Verdacht auf Aggravation).

e) Auf Grund der anatomisch festgestellten Varianten im Discusbau wird Stellung genommen zur Frage der Entstehung der Lunatummalacie.

f) Die Auswirkung der von den Verletzungen des kleinen Gelenkes gewonnenen Kenntnisse auf Behandlung und Begutachtung werden in den Schlußkapiteln erörtert: Wichtigkeit der genauen Reposition bei frischen Frakturen, Herstellung normaler anatomischer Verhältnisse im kleinen Gelenk bei operativer Korrektur alter, schlecht stehender Frakturen, Berücksichtigung der distalen radioulnaren Verbindung bei Pseudarthrosenoperationen, keine Exstirpation des frakturierten Radiusköpfchens, operative Revision des Discus usw.

Wichtig ist vor allem, daß man an die Möglichkeit einer Verletzung des distalen Radioulnargelenkes überhaupt denkt, und zwar auch bei gelenkfernen Brüchen und bei negativem Röntgenbild (z. B. Distorsion des Handgelenkes).

11. Schrifttum.

Bardeleben, Lehrbuch der Chirurgie und Operationslehre. 1871. — *Bardenheuer*, Die Verletzungen der oberen Extremität. Dtsch. Chir. Lief. 63a (1886). — *E. Barrientos*, Radiusköpfchenfrakturen mit besonderer Berücksichtigung der Resectio capituli radii und Spätresultate. Zürich: Diss. 1936. — *Louis Bazy* u. *N. Galtier*, Blutige Behandlung der alleinigen Luxation des distalen Ellenköpfchens nach vorn. J. de Chir. **45**, 868 (1935), ref. Z.org. Chir. **73**, 731 (1935). — *W. L. Beder* u. *J. I. Heinismann*, Zur Genese der Madelungschen Deformität. Fortschr. Röntgenstr. **52**, 396 (1936). — *A. Blencke*, Ein weiterer Beitrag zur Lunatumnekrose. Arch. orthop. Chir. **34**, 188 (1932). — *Böhler*, Die Technik der Knochenbruchbehandlung, 5. Aufl. **1** (Wien 1937). — *Borrissov*, Ein Fall von isolierter Verrenkung des distalen Ellenendes. Chirurgijà **4**, 167 (1938), ref. Z. org. Chir. **90**, 613 (1938). — *Brandes*, Isolierte Fraktur von Radius oder Ulna mit Luxation des Nachbarknochens. Z. Orthop. **64**, 298 (1936), ref. Z.org. Chir. **76**, 626 (1936). — *Braus*, Anatomie des Menschen. 1921. — *Bruchholz*, Über doppelseitige Lunatummalacie. Dtsch. Z. Chir. **223**, 292 (1930). — *Bürkle de la Camp*, Über Meniscusschäden. Arch. orthop. Chir. **37**, 354 (1937) — Neuere Erkenntnisse in der Beurteilung der Gewebsschädigungen durch Arbeiten mit Preßluftwerkzeugen. Arch. orthop. Chir. **40**, 161 (1939).

W. Ceelen, Pathologische Anatomie der Meniscusschäden. Arch. orthop. Chir. **37**, 334 (1937). — *L. Conti*, Die Heilergebnisse bei den Frakturen am unteren

Radiusende. (Suvamaterial.) Diss. Zürich 1922. — *L. H. Coureaud*, 2 Fälle von isoliertem Bruch des Proc. styl. ulnae. Rev. d'Orthop. **39**, 545 (1932), ref. Z.org. Chir. **60**, 362 (1936).

A. J. Davidson and *M. Thomas Horwitz*, Recurrent or habitual dislocation of the inferior radioulnar articulation. Amer. J. Surg. **41**, 115 (1938), ref. Z.org. Chir. **90**, 233 (1938). — *Horst Dennhard*, Speichenbrüche, Vorderarmbrüche und ihre Heilungsergebnisse. Ein Beitrag zur Frage der unblutigen und blutigen Behandlung von Knochenbrüchen. Arch. orthop. Chir. **39**, 499 (1939). — *Descoeudres*, Contribution à l'étude du traitment des fractures de l'extrémité supérieure du radius. Thèse. Genève 1938. — *E. Destot*, Traumatismes du poignet. Paris 1923. — *J. Dor*, Teilverrenkung des unteren Ellenendes nach vorn. Operation nach Louis Bazy und M. Galtier. Mém. Acad. Chir. **62**, 1014 (1936), ref. Z.org. Chir. **80**, 636 (1937). — *M. Dubois*, Über akute traumatische Knochendystrophien. Arch. orthop. Chir. **32**, 398 (1933).

Ehalt, Die Bruchformen am unteren Ende der Speiche und Elle. Arch. orthop. Chir. **35**, 397 (1935) — Behandlungsergebnisse der Brüche am unteren Speichenende. Arch. orthop. Chir. **35**, 443 (1935). — *H. Ehlert*, Unsere Ergebnisse der Unterarmschaftfrakturen. Arch. orthop. Chir. **39**, 206 (1938). — *M. Ernst*, Über alleinige Verletzungen der unteren Ellenepiphyse. Dtsch. Z. Chir. **247**, 301 (1936).

R. Fick, Handbuch der Anatomie und Mechanik der Gelenke. **1** (1904); **3** (1911). — *Paul Frank*, Die Pathogenese der Lunatumnekrose und ihre Beziehung zur funktionellen Belastung des Handgelenkes. Bruns' Beitr. **164**, 200 (1936).

Galeazi, Über ein besonderes Syndrom bei Verletzungen im Bereich der Unterarmknochen. Arch. orthop. Chir. **35**, 857 (1935). — *Gebhardt*, Nebenschädigungen und deren Behandlung nach Speichenbruch. Zbl. Chir. **1933**, 1484. — *F. Geissendorf*, Über Lunatummalacie. Diss. 1935, ref. Z.org. Chir. **82**, 314 (1937). — *Goetze*, Zur Indikation und Technik der Extensionsbehandlung der Unterarm-, speziell der Radiuskompressionsbrüche. Arch. klin. Chir. **167**, 715 (1931). — *Sanchez Cecitio Gonsalez*, Über Behandlung der Brüche des oberen Speichenendes. An. Hosp. José y Adela **6**, 341 (1935), ref. Z.org. Chir. **79**, 155 (1936). — *A. Grumbach*, Das Handskelet im Lichte der Röntgenstrahlen. Zürich: Diss. 1921. — *J. Guillermo*, Le fibro-cartilage de l'articulation radiocubitale inférieure chez l'adulte. Rev. d'Orthop. etc. **25**, 125 (1938).

Hamilton, Knochenbrüche und Verrenkungen. Deutsche Übertragung Dr. Rose. 1877. — *Henschen*, Die Operation der Luxatio ulnae im unteren Radioulnargelenk. Schweiz. med. Wschr. **1938**, 466 — Der spontane Riß des Kniegelenkmeniscus als Berufskrankheit der Bodenleger. Bericht über den VII. internat. Kongreß für Unfallmed. und Berufskrankh. **1939**, 626. — *Hinrichsmeyer*, Schnellende Hände. Zbl. Chir. **1931**, Nr 14. — *Hochenegg*, Lehrbuch der speziellen Chirurgie 1909. — *Hönigschmied*, Leichenexperimente über die Zerreißung der Bänder im Handgelenk. Dtsch. Z. Chir. **10**, 462 (1878). — *O. Hultén*, Über anatomische Variationen der Handgelenksknochen. Acta radiol. scand. (Stockh.) **9** (1928) — Über die Entstehung und Behandlung der Lunatummalacie. Acta chir. scand. (Stockh.) **74**, 121 (1935). — *Hyman, Geoffrey* and *F. R. R. Martin*, Dislocation of the inferior radioulnar joint as a complication of fracture of the radius. Brit. J. Surg. **27**, 481 (1940).

L. Imbert, Accidents du travail. Paris 1939. — *Jockelsohn*, Isolierte Verrenkung des Ellenköpfchens in dem distalen Speichenellengelenk. Sovet. Chir. **9**, 187 (1935) (russ.), ref. Z. org. Chir. **76**, 726 (1936). — *H. Joeck*, Der Einfluß der Minusvariante Hulténs auf die Entstehung der Lunatummalacie, zugleich ein Versuch einer einheitlichen Deutung. Arch. orthop. Chir. **37**, 618 (1937). —

H. Iselin, Chirurgische Beobachtungen über die Mitwirkung des Sympathicus beim Entstehen von Krankheiten. Schweiz. med. Wschr. **1936**, 840.

Kahleyss, Beitrag zur Kenntnis der Frakturen am unteren Ende des Radius. Dtsch. Z. Chir. **45**, 531 (1897). — *Kaufmann*, Handbuch der Unfallmedizin, 5. Aufl. **1** (1932). — *E. Kaufmann*, Lehrbuch der speziellen pathologischen Anatomie, 9. u. 10. Aufl. (bearb. von *G. Grüber*) **2** (1938). — *R. King Byron*, Resection of the radial head and neck. End result study of thirteen cases. J. Bone Surg. **21**, 839 (1939), ref. Z.org. Chir. **98**, 722 (1940). — *A. Köhler*, Grenzen des Normalen und Anfänge des Pathologischen im Röntgenbild, 7. Aufl. 1939. — *Köstler*, Anatomische Beobachtungen zur Frage der Entstehung des Mondbeintodes. Arch. orthop. Chir. **36**, 35 (1936). — *H. Kotrnetz* u. *F. Geiringer*, Speichenbrüche des Erwachsenen an typischer Stelle. Arch. orthop. Chir. **37**, 504 (1937). — *H. Kotrnetz*, Unterarmbrüche. Arch. orthop. Chir. **38**, 673 (1938). — *Krauss*, Zum Entstehungsmechanismus und zur Behandlung der Speichenköpfchenfrakturen. Chirurg **7**, 173 (1935).

F. J. Lang, Arthritis deformans und Spondylitis deformans. Handbuch der speziellen pathologischen Anatomie und Histologie. **9** II (1934). — *Lanz-Wachsmuth*, Praktische Anatomie. Arm. 1935. — *Lilienfeld*, Über den klassischen Radiusbruch. Arch. klin. Chir. **82**, 166 (1907). — *Liniger-Weichbrodt-Fischer*. Handbuch der ärztlichen Begutachtung. **1** (1931). — *Liniger* u. *Molineus*. Der Unfallmann. 1934. — *Robert Lippmann*, Laxity of the radio-ulnar joint following colles fracture. Arch. Surg. **35**, 772 (1937), ref. Z.org. Chir. **87**, 153 (1938).

I. F. Malgaigne, Die Knochenbrüche und Verrenkungen; deutsch von *Burger*. **1** (1850); **2** (1856). — *Madlener* u. *Wienert*, Beitrag zu den Brüchen des prox. Radiusendes unter Berücksichtigung der Spätresultate. Arch. klin. Chir. **163** (1930). — *H. Matti*, Die Knochenbrüche und ihre Behandlung, 2. Aufl. 1931. — *R. Mauritz*, Ein Fall einer vollkommenen Verrenkung der Speiche. Zbl. Chir. **1936**, 1823. — *J. H. Mayer*, Colles fracture. Brit. J. Surg. **27**, 629 (1940). — *G. Magnus*, Zur Chirurgie der Handwurzel. Zbl. Chir. **1935**, 809. — *R. Montant*, Subluxation secondaire etc. Z. Unfallmed. u. Berufskrkh. (Bern) **1937**, 214. — *W. Müller*, Erfahrungen bei der Luxation des Radiusköpfchens jugendlicher Gelenke. Zbl. Chir. **1939**, 2319 — Über die Erweichung und Verdichtung des Os lunatum, eine *typische* Erkrankung des Handgelenkes. Bruns' Beitr. **119**, 664 (1920).

Niessen, Untersuchungen über die Zwischenknorpel der Gelenke. Arch. orthop. Chir. **34**, 495 (1934). — *H. S. Niessen-Lie*, Fracture radii „typica". Nord. med. **1**, 293, ref. Z.org. Chir. **93**, 57 (1939).

Oberthur, Chirurgie des mains botes traumatiques. Rev. d'Orthop. etc. **2**, 56 (1938). — *Oppolzer*, Zur Reposition des abgebrochenen Radiusköpfchens. Zbl. Chir. **1939**, 194 — Dtsch. Z. Chir. **243**, 427 (1934).

Peters, Die „typische Radiusfraktur" im jugendlichen Alter. Bruns' Beitr. **121**, 439 (1921). — *B. Pfab*, Über Radiusköpfchenverletzungen. Arch. orthop. Chir. **34**, 97 (1938). — *R. Peycelon*, A propos de la pathologie du fibro-cartilage de l'articulation radio-cubitale inférieure. Rev. d'Orthop. etc. **25**, 551 (1938).

Carl R. H. Rabl, Eine bisher anscheinend noch nicht beachtete Krankheit am Vorderende der Elle. Z. orthop. Chir. **62**, 116 (1934), ref. Z.org. Chir. **70**, 388 (1935). — *Rauber-Kopsch*, Lehrbuch der Anatomie 1919. — *Rummelhardt*, Ein Fall von isolierter traumatischer Epiphysenlösung am distalen Ende der Ulna. Arch. orthop. Chir. **31**, 182 (1932).

Sauvé u. *Kapandji*, Neubildung eines Lig. annulare inf. bei einer Luxation des distalen Ulnaendes bei jeder Supination. Bull. Soc. nat. Chir. Paris **59**, 628 (1933), ref. Z.org. Chir. **63**, 250 (1933) — Neue Technik der chirurgischen Behand-